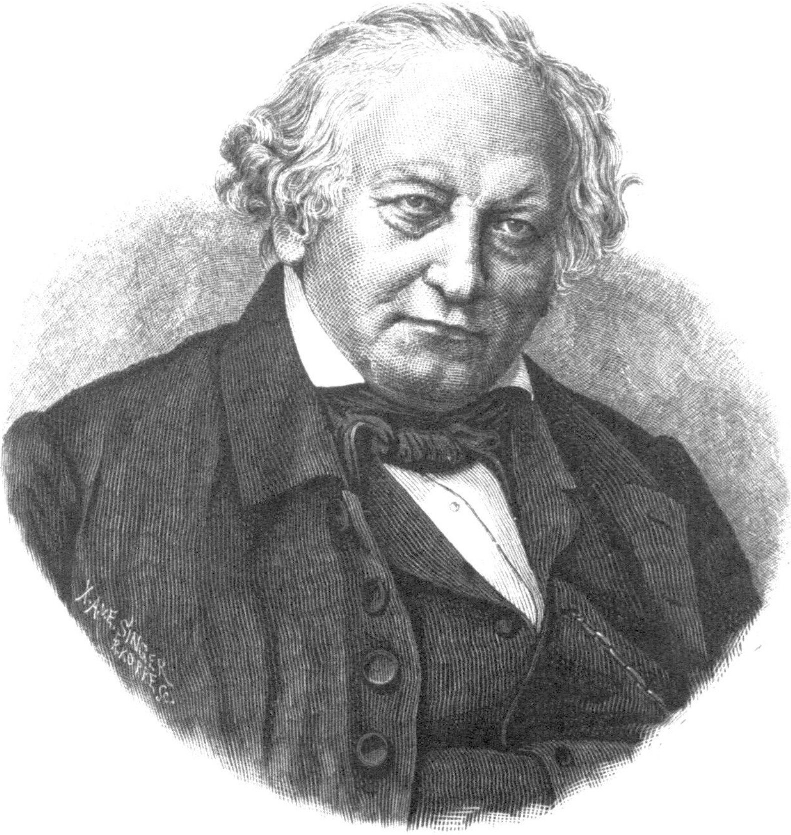

Dr. C. G. Jung,
Professor der Medicin zu Basel.
Geb. 1794, gest. 1864.

GEDENKSCHRIFT

ZUR ERÖFFNUNG DES

VESALIANUM,

DER NEU ERRICHTETEN ANSTALT

FÜR

ANATOMIE UND PHYSIOLOGIE

IN

BASEL.

28. MAI 1885.

LEIPZIG,
VERLAG VON VEIT & COMP.
1885.

Druck von Metzger & Wittig in Leipzig.

Inhalt.

Zur Geschichte des anatomischen Unterrichtes in Basel.[1]

Von

Wilhelm His.

Mit dem Vesalianum eröffnen Stadt und Universität Basel in diesen Tagen eine neue, dem Studium menschlichen Körperbaues und menschlichen Lebens gewidmete Anstalt. Als ein frisches Glied reiht sich das Vesalianum in den Kranz ein von jenen baslerischen Institutionen, die einem schönen Zusammenwirken von staatlicher Fürsorge und von privater Opferwilligkeit ihr Dasein verdanken, und die als bleibendes Zeichen des in der Bürgerschaft herrschenden Sinnes für Gemeinwohl und für wissenschaftliches Leben den kommenden Generationen zum Vorbilde gleichgesinnten Wirkens übergeben werden.

Für den baslerischen Unterricht in der theoretischen Medicin inaugurirt das Vesalianum eine neue, und wie wir hoffen dürfen, eine recht fruchtbringende Periode. Modern ist der Bau in seinem stattlichen Aeusseren, modern vor Allem in seiner inneren Einrichtung, denn Alles an ihm ist darauf angelegt, den weitgehenden Anforderungen Genüge zu leisten, welche unsere Zeit an eine naturwissenschaftliche Unterrichts- und Arbeitsstätte zu stellen berechtigt ist. In den hellen und luftigen Räumen wird es eine Freude sein, zu lehren und zu lernen und, was uns älteren auf zum Theil weiten Umwegen und mit mancherlei Hindernissen zugänglich geworden ist, das wird hier den jüngeren unmittelbar und fast spielend entgegengebracht werden.

Es ist ein schöner Gedanke, diesen in seiner ganzen Anlage dem Streben heranwachsender Geschlechter zugewendeten Bau durch den er-

---

[1] Das Actenmaterial zu nachfolgendem Aufsatze habe ich zum Theil schon vor längerer Zeit aus dem Archiv der medicinischen Fakultät und aus demjenigen der Regenz zusammengesucht, zum Theil habe ich es dem Rathsarchiv entnommen, das mir bei früherem Anlasse durch den verstorbenen Hrn. Dr. Gottlieb Bischoff und neuerdings durch Hrn. Dr. Rud. Wackernagel zugänglich gemacht worden ist.

theilten Namen eines Vesalianum mit der Vergangenheit zu verknüpfen und dadurch die Anerkennung zu leisten von der durch Jahrhunderte sich erstreckenden historischen Continuität unserer wissenschaftlichen Arbeit.

In Vesal verehren wir den Begründer der menschlichen Anatomie, in seinem Sinne soll auch an der neu erstehenden Anstalt gearbeitet werden, denn die Grundsätze, denen der mächtige Forscher zuerst zu ihrem Rechte verholfen hat, die Grundsätze eigenen Schauens und eigenen Denkens, sie sind noch heute für die Naturforschung die maassgebenden geblieben, und in ihnen suchen auch wir unsere Schüler, die zukünftigen Aerzte und die zukünftigen Lehrer heranzubilden. Für Basel aber liegt noch ein besonderer Grund vor, Vesal zum Pathen seiner anatomisch-physiologischen Anstalt zu wählen, denn aus baslerischen Druckerpressen sind die unsterblichen „Septem libri de Corporis humani fabrica“ hervorgegangen und als erster Lehrer der Anatomie hat Vesal in dieser Stadt persönlich seinen Einfluss ausgeübt.

Für eine der Eröffnung des Vesalianum's gewidmete Festschrift liegt es nahe, an die Gestalt Vesal's selbst anzuknüpfen und von da ausgehend jene in das Ende des 16. und den Beginn des 17. Jahrhunderts fallende Periode der Blüthe zu schildern, da durch die Thätigkeit von Felix Plater, von Caspar Bauhin, von Theodor Zwinger u. A. die medicinische Schule Basels eines weithin reichenden Ruhmes sich erfreut und zahlreiche Schüler zum Theil aus fernen Landen herbeigezogen hat. Diese älteren Perioden baslerischer Universitätsgeschichte sind indessen wiederholt der Gegenstand eingehender Bearbeitung gewesen [1] und so erscheint es angemessen, den Schwerpunkt gegenwärtigen Aufsatzes nach einer anderen Seite zu verlegen und zu untersuchen, durch welche schwierigen Anfänge hindurch der anatomische Unterricht sich hat emporarbeiten müssen, bevor er jene günstigen Bedingungen erreicht hat, welche ihm das neue Institut gewähren wird.

Der anatomische, sowie überhaupt der medicinische Unterricht der Zeiten vor Vesal ist allenthalben ein vorwiegend philologischer gewesen und er hat in der Interpretation alter Autoren, insbesondere der Bücher des Hippokrates und des Galen bestanden. Jedoch hat sich schon vom 13. Jahrhundert ab ein gewisses Bedürfniss geltend gemacht, wieder mit der Natur selbst Fühlung zu gewinnen, und es sind anatomische Zerlegungen zunächst von Thieren und seit Mondini (Bologna 1306) auch solche von Menschenleichen vorgenommen worden. Das dabei beobachtete Verfahren ist indessen kaum geeignet gewesen, die Kenntnisse wesentlich zu fördern.

---

[1] Man vergl. hierüber Jung, Ueber das Verhältniss der Anatomie zu der medicinischen Wissenschaft und über die Leistungen der Anatomen an der Baseler Hochschule. *Rectoratsrede.* 1828 und Fr. Miescher, Die medicinische Facultät in Basel. *Jubiläumsschrift* vom Jahre 1860.

Noch stand in der allgemeinen Werthschätzung die Thätigkeit eines Büchergelehrten höher als diejenige eines Beobachters, ja noch kannte man überhaupt nicht die Aufgaben und die Bedeutung einer unbefangenen Naturbeobachtung. Wie dies Vesal sehr anschaulich schildert, so hielt sich selbst bei der Abhaltung von Leicheneröffnungen oder von sogenannten Anatomien der Vortragende von dem Lehrobject meistentheils fern. Vom Katheter aus pflegte er, aus Hippokrates, aus Aristoteles und aus Galen schöpfend, seine gelehrte Darlegung zu entwickeln, während die eigentlich zerlegende Thätigkeit an der Leiche einem unwissenden Bartscherer überlassen war. Mit diesem Verfahren hat nun Vesal gründlich aufgeräumt und vermöge seiner Energie hat derselbe binnen weniger Jahre den Betrieb der Anatomie nicht minder, als deren Inhalt von Grund aus umgestaltet.

Während seines Aufenthaltes in Basel (von 1542 auf 1543) hat Vesal auch hier Anatomie gelehrt und Demonstrationen an der Leiche gegeben. Ein von ihm der Universität geschenktes männliches Skelett, dem Plater späterhin ein weibliches beigefügt hat, wird als historische Reliquie noch heute andächtig aufbewahrt.[1] Zu einer eigentlichen Organisation des anatomischen Unterrichtes ist es in dieser frühen Zeit noch nicht gekommen, dagegen zeigt eine bald nach Vesal's Abreise im Pfarrhause zu Riehen vorgenommene Leichenöffnung, dass das Interesse für die Anatomie sogar weitere Kreise ergriffen hatte.[2] Ein Pfarrer und ein Apotheker spielen bei diesem Acte die Hauptrolle und Meister Frantz Schärer, der schon Vesal assistirt hatte, fungirt dabei als der Sachverständige. Mochte diese privatim ausgeführte Leistung noch einen etwas dilettantenhaften Anstrich haben, so hielt doch schon im Jahre 1559 der damals eben aus Montpellier heimgekehrte 23jährige Felix Plater vor den Aerzten und Wundärzten der Stadt und vor vielem Volke eine öffentliche Anatomie ab. Dieselbe fand in der Elisabethen-Kirche statt und dauerte drei Tage „das mir ein grossen rum bracht, vil lange Jahr von den unseren allein einst von Dr. Vesalio ein Anatomy zu Basel gehalten".[3] Die folgenden öffentlichen Anatomien Plater's

[1] Ueber dessen Geschichte habe ich einige Notizen zusammengestellt im *Correspondenzblatt der Schweizer Aerzte.* 1879. S. 121. Die von Haller, Bibl. an. Bd. I, S. 185 und von Herzog in Athenae rauricae S. 233 angegebene Jahreszahl von 1546 ist unrichtig, da Vesal's Ankunft laut dem Matrikelbuch der Facultät in das Jahr 1542 fällt.

[2] Miescher, a. a. O. S. 46 und 47.

[3] Aus seiner Studienzeit in Montpellier 1554 erzählt Plater: „Oft hult man im theatro anatomy; es presidiret ein professor und anatomiert ein scherer. Es kamen über die studiosen vil andere Herren und burger darzu, wie auch damoisellen, ob es glich ein mansperson, zum zu schowen; da gondt auch vil münch drin." Neben diesen öffentlichen Anatomien nahmen die Studirenden auch private vor, wozu sie die Leichen von den Kirchhöfen raubten, s. Plater's *Autobiographie,* herausgegeben von Fechter. Basel 1840. S. 151—153.

fallen in die Jahre 1563 und 1571,[1] daneben aber scheint derselbe privatim viel secirt zu haben, da er in seinem 1583 erschienenen Werke über den Bau und die Verrichtungen des menschlichen Körpers angiebt, über 50 Leichen zergliedert zu haben.

Unter dem Einflusse von F. Plater ist denn auch die demonstrative Anatomie als Lehrfach an der Basler Universität endgültig eingebürgert und ein besonderer Lehrstuhl dafür begründet worden. Bis dahin waren an der medicinischen Facultät nur zwei Professuren vorhanden gewesen, die eine für die Theorie, die andere für die Praxis. Den beiden wurde im Jahre 1589 ein combinirter Lehrstuhl der Anatomie und Botanik beigefügt, und die Dreigliederung der Facultät hat sich bis in unser Jahrhundert erhalten. Dabei hat die Uebung bestanden, dass ein Vorrücken von der anatomischen Professur in die theoretische und von da in die praktische stattfand, eine Uebung die es mit sich brachte, dass einzelne Vertreter das Fach nur zwei bis drei Jahre, ja sogar nur ein Jahr innegehabt haben.[2]

Der erste officielle Vertreter der Anatomie in Basel ist Caspar Bauhin gewesen, ein zu diesem Amte ungewöhnlich begabter Mann. Als 20 jähriger Jüngling von seinen Reisen im Auslande heimgekehrt, hielt Bauhin unter Plater's Präsidium im Jahre 1581 eine öffentliche, durch fünf Tage hindurch fortgeführte Anatomie ab, welcher er bis zum Jahre 1589 vier weitere folgen liess. Von seinen anatomischen Vorlesungen meldet das Facultätsbuch zuerst aus dem Winter 1588 auf 1589. Dieselben sind auf das Andrängen zahlreicher Studirender und mit Genehmigung des Colegii medici zunächst extraordinarie abgehalten worden. In der Zeit vom 16. Januar bis zum 22. April wurde die gesammte Anatomie (methodo anatomica) durchgenommen und das Gesagte durch die Abbildungen Vesals und durch öffentliche Sectionen erläutert. Für die gratis gehaltene Vorlesung spricht ihm nach deren Beendigung der akademische Senat unter F. Plater als Rector seinen Dank und zugleich den Wunsch aus, dass er mit dieser Vorlesungen fortfahren möge. Daraufhin liest Bauhin im Sommersemester über Galen's „Buch von den Knochen“ und wird im Herbste dieses Jahres als dritter Professor der Medicin zum Lehrer für Anatomie und für Botanik vom akademischen Senate ernannt und von der h. Regierung bestätigt. Sofort beginnt er im October d. J. seine Vorlesung mit der Lehre von den Geweben des Körpers (de partium similarium doctrina). Die Anstellung erfolgt unter der Bedingung, dass Bauhin gehalten sei, im Sommer die Botanik, im Winter die Anatomie zu dociren und zwar habe

[1] Aus dem Jahr 1571 enthält das Facultätsbuch zwei auf die Abhaltung von Anatomien bezügliche Decrete, wovon das erstere die Kostenfrage regelt, das zweite die unbefugte Besichtigung und Berührung der Leichen verbietet.

[2] Vgl. das Verzeichniss im Anhang.

er dreimal in der Woche zu lesen (während die beiden anderen etwas besser besoldeten Professoren vier Stunden in der Woche abhalten sollten). Die Praxis soll ihm erlaubt sein, versäumte Stunden habe er aber nachzuholen. Falls Leichen erhältlich seien, so habe er alljährlich eine Section abzuhalten und im Frühjahre oder Sommer soll er die Studirenden zu einer botanischen Excursion ausführen.

Der Eifer der akademischen Behörden erstreckt sich aber nicht allein auf Errichtung eines neuen Lehrstuhles, sondern auch auf Begründung eines anatomischen Theaters und eines botanischen Gartens. Schon 1588 lässt sich das Collegium medicum zu dem Zwecke vom Senate ein dem unteren Collegium zugehöriges Hinterhaus nebst Garten schenken und, nachdem durch Aufhebung des Pädagogiums ein geeigneterer Raum im Hauptgebäude frei geworden ist, wird dieser in Anspruch genommen. Zur Deckung der Herrichtungskosten werden die dem Fiscus academicus zukommenden Gebühren der nächstfolgenden 20 Promotionen (2 Gulden von jeder Promotion) bestimmt und weiterhin wird beschlossen, die Promotionsgebühren selbst zu erhöhen und einen Ueberschuss von je 10 Solidi dem Fiscus medicus zu Gunsten des anatomischen Theaters zuzuweisen.

Auch für die Leichenzufuhr zeigt sich die Facultät eifrig bemüht. Es wird der Regierung der Vorschlag gemacht, es sollen jährlich eine oder zwei Leichen aus dem Spital an die Facultät abgegeben werden, wogegen diese sich anheischig macht, die armen Kranken im Spital gratis zu behandeln und mit Medicamenten zu versehen. Die Professoren sollen dabei der Reihe nach und mit je halbjährigem Turnus die von der Facultät übernommene Verpflichtung erfüllen. Endlich werden selbst die Kosten der Wiederbeerdigung der Leichen geregelt und noch vorangegangenen Ueberforderungen seitens der Träger auf 1 Pfund pro Leiche festgesetzt.

Trotz all' den Abmachungen scheint der Rath mit der Auslieferung von Leichen aus dem Spital nicht allzu lebhaft vorgegangen zu sein; immer wieder sind neue Eingaben seitens der Facultät erforderlich und, da diese wenig helfen, wird schliesslich von der Facultät bestimmt, dass im Fall absoluten Leichenmangels die anatomische Demonstration an Thierleichen auszuführen sei. Dem entsprechend meldet u. A. ein Protokoll vom Jahre 1609, dass man beim Fehlen einer menschlichen Leiche die Eingeweide eines todten Esels und eines trächtigen Schafes, die Augen eines Rindes, das Herz und das Gehirn eines Kalbes demonstrirt habe.

In allen die Hebung der Facultät und des anatomischen Unterrichtes anstrebenden Verhandlungen zeigt sich F. Plater als die eigentlich treibende Kraft. Unter seinem Rectorat wird die Professur Bauhin's, die Errichtung des anatomischen Theaters und die des botanischen Gartens beschlossen; seine klaren Dispositionen erkennt man in den ausführlichen Anstellungsbedingungen des neuen Professors. Unter Plater's Decanat (1604) wird als Gegenleistung für die Leichenbewilligung die Visitation der armen Kranken im Spital angeordnet; er selbst macht (1612) den Anfang mit Uebernahme der neuen Verpflichtung; er nimmt sich endlich auch der kleineren Besorgungen an und verhandelt mit dem Rath und mit dem Scharfrichter über den Preis der Leichenbeerdigungen. Plater's Beispiel und Opferwilligkeit reisst seine Collegen mit und die von ihm geschaffene Organisation der Facultätsthätigkeit beweist sich noch über die Zeit von seinem Tode hinaus als eine lebensfähige. Nicht allzulange jedoch erhält sich die durch Plater angebahnte Blütheperiode und gegen die Mitte des Jahrhunderts lässt sich die Abnahme der Leistungskraft aus der Abnahme der Frequenz erkennen, sowie aus einer Anzahl von kleineren Anzeichen.

Hatten die älteren Facultätsacten von organisatorischen Fortschritten zu melden gehabt, so erfahren wir 1641 von Schwierigkeiten mit dem Rath, die wegen Vernachlässigung der Spitalkranken während den Ferien entstanden sind, 1643 weisen stattgehabte Verhandlungen auf eine Verkümmerung des botanischen Gartens hin, der nunmehr vom Senat zurückverlangt wird. Dazwischen kommen Klagen über das Seltenerwerden der Disputationen und der Promotionen (1636 und 1643), sowie Berichte über allerlei ärgerliche Competenzstreitigkeiten. Endlich wird 1651 unter dem Decanat von Jac. von Brunn der Beschluss gefasst, den bisher dem Theatrum anatomicum überwiesenen Antheil der Promotionsgebühren fürderhin unter die Dominos Collegas zu vertheilen. Es ist dies jedenfalls ein sehr verhängnissvoller Schritt gewesen und dessen üble Folgen hat man nach mehr denn einem Jahrhundert noch bitter zu spüren gehabt. Denn nachdem in der Folge der Facultätsfiscus durch ungeschickte Verwaltung zurückgegangen war, wurde die Mittellosigkeit des Theatrum anatomicum ein Hauptgrund, weshalb im vorigen Jahrhundert trotz mancher stattgehabter Anläufe die Versuche zur Hebung des Unterrichts kein befriedigendes Ziel zu erreichen vermocht haben.

Meldungen über verlangte Leichen finden sich in den Rathsprotokollen von 1620, 1626, 1628, 1634 (zweimal), 1635, 1636 (dreimal), 1638 u. 1644. Viermal ist Abweisung, siebenmal Bewilligung des von der Facultät eingereichten Gesuches erfolgt. Aus den Jahreszahlen ergiebt sich jedenfalls soviel, dass die nächsten drei auf C. Bauhin folgenden Professoren der Anatomie den guten Willen gezeigt haben, dem bezüglichen Theil ihrer Verpflichtungen nachzukommen. — Aus der zweiten Hälfte des 17. Jahrhunderts werden durch die Facultätsacten Anatomien berichtet in den kurz aufeinander folgenden Jahren 1669, 1672, 1673 und 1674. Während dieser sechs Jahre hat J. H. Glaser, der in der Terminologie des Schläfenbeines verewigte Anatom, den Lehrstuhl innegehabt.[1]

Ich muss es dahingestellt sein lassen, ob die oben mitgetheilten Aufzeichnungen die Zahl der stattgehabten Anatomien völlig erschöpfen. Von Interesse erscheinen bei den vorhandenen Berichten solche Angaben, welche einen Einblick in die Methode des Unterrichtes und in deren allfällige Fortschritte gewähren. So heisst es 1674, dass man gut befunden hätte, mit der Anatomie an der Leiche einen Operationscurs zu verbinden. Es wird die Bestimmung getroffen, dass dabei unter dem Präsidium des Professors, und nachdem dieser über die Operationen gesprochen habe, der Chirurgus Meister Fatio,[2] mit entblösstem Haupt die einzelnen Operationen ausführen soll. Die eine Seite der Leiche wird dabei zu Demonstration der Muskeln, die andere zu operativen Zwecken bestimmt.

Gegen Ende des Jahrhunderts schwinden die Angaben über abgehaltene Anatomien und erst 1703 wird wieder eine solche vermeldet. Die Haltung des bei dem Anlass an den Rath gerichteten Gesuches lässt erkennen, dass man nöthig hat, der Regierung die Sache neuerdings annehmbar zu machen. Es handelt sich um Herausgabe der Leiche eines Hingerichteten und die Facultät bemerkt: „wie vor diesem mehr beschehen und Ew. Gestr. in dergl. groben Vergehen ganz kein Bedenken gemacht.“ Der Körper soll „wiedermahlen dem Studiosis zu sonderbahren Nutzen, auch den Wehmüttern zur nöthigen Information“ gezeigt werden, und „offeriren den Körper, nachdem er der Nothdurft nach in aller Bescheidenheit eröffnet und ersucht würde sein, nachmals gebührlichst und auf eigene Kosten zur Erde zu bestatten, wie wir denn mit diesem Begehren, nichts anderes suchen, denn dass dadurch, zur Ehre Gottes, der Kranken Wohl mögen allenthalben treulich und wohl gerathen, die Studiosi Medicinae et Chirurgiae fruchtbarlich unterwiesen und hiemit das Aufnehmen löblicher Universität befördert werden“.

Trotz der Seltenheit der Sectionen haben wir indessen keinen Grund an einen Zerfall des anatomischen Unterrichts in dieser Zeit zu denken. Sicherlich wurden bei dem letzteren Praeparationen an Thierleichen regel-

[1] Für dessen wissenschaftliche Würdigung verweise ich auf Jung, a. a. O. S. 36. Glaser, der sein Amt 1667 angetreten hat, starb schon 1675. Durch seine binnen 7jähriger Amtszeit vorgenommenen vier Sectionen erweist er sich als einer der fleissigsten Lehrer dieser Periode.

[2] Die Zeit nach kann dies derselbe Chirurg Fatio sein, der bei den Wirren des Jahres 1691 betheiligt war und mit seinen Genossen hingerichtet worden ist. Jn Haller's *Bibl. anat.* Bd. I. S. 813 und Bd. II. S. 480 findet sich ein baslerischer Geburtshelfer Joh. Fatio (oder Facio) citirt, dessen „helvetisch vernünftige Wehmutter“ vor Ende des 17. Jahrhunderts geschrieben sein soll, obwohl sie erst 1752 erschienen ist.

mässig benützt, wie denn gerade der von 1687—1703 als Lehrer thätige J. J. Harder als vergleichender Anatom und als geschickter Praeparator einen besonders geschätzten Namen sich erworben hat.[1]

An literarischen Hülfsmitteln ist das 17. Jahrhundert schon von Anfang an nicht arm gewesen: ausser dem grossen Werke Vesal's und den zahlreichen Nachdrucken seiner Abbildungen, hatte man die Atlanten von Coiter, Casserio und A. Spiegel, dazu kamen zahlreiche illustrirte Monographien und als handliches Lehrbuch konnte man in früherer Zeit neben Plater's Werk vor Allen Bauhin's 1590 erschienene Anatomie sowie sein Theatrum anatomicum benützen, denen sich späterhin die Institutiones anatomicae von C. Bartholin (einem Schüler Bauhin's) und deren folgende durch Thomas Bartholin veranstaltete Umarbeitung (die Anatomia reformata), sowie das Syntagma anatomicum von Vesling u. A. m. angeschlossen haben. Gegen Ende des Jahrhunderts ist die Literatur der Anatomie nach allen Seiten hin sehr ausgebildet gewesen und der Reichthum der Basler Bibliothek an älteren Werken zeigt, dass man sich nach der Richtung hin völlig auf der Höhe der Zeit zu halten gewusst hat.

In die Amtsperiode Harder's, in das Jahr 1692 fällt die nach längeren Bemühungen durchgesetzte Errichtung eines neuen botanischen Gartens mit Treibhaus und Gärtnerwohnung. Steht auch die Errichtung dieses Hortus medicus oder Doctorgartens wie ihn der Volksmund noch bis in die neueste Zeit hinein genannt hat, mit der Pflege der Anatomie in keiner directen Beziehung, so zeigt doch der Vorgang, dass man in der Zeit die an die anatomisch-botanische Professur gestellten Unterrichtsaufgaben mit regem Eifer in die Hand genommen und auch von oben herab bereitwillig gefördert hat.

Auch wird für den anatomischen Unterricht selbst nicht allzulang nach obiger Zeit nachdrücklich gesorgt.[2] Nachdem in Beginn der 20er Jahre wieder einzelne Anatomien abgehalten worden, verlangt 1725 der neu ernannte Professor J. R. Mieg von der Regierung, dass die Leichen aus dem Siechenhaus und dem Spital an die Anatomie sollten abgegeben werden, sofern dieselben Unbekannten angehört hätten. Die Regierung genehmigt diese Bitte[3] und für einen längeren Zeitraum scheint nun die Materialnoth beseitigt zu sein, indem erst vom Jahre 1751 ab die Klagen darüber

[1] Haller, *Bibl. anat.* Bd. I. S. 584. — Im Jahre 1703 war Harder Decan der Facultät, „Anatomiam habuit unam“ sagt das Decanatsalbum von ihm.

[2] Wie schlecht es damit an einzelnen deutschen Universitäten gestanden hat, erfahren wir in Betreff von Tübingen aus Haller's *Reise-Tagebuch*, S. 13. Leipzig, Hirzel 1883.

[3] Vergl. auch Ochs, *Geschichte von Basel.* Bd. VIII. S. 15.

wiederkehren. Den bedeutendsten Zeugen für den Eintritt günstiger Verhältnisse haben wir in A. v. Haller.[1] Derselbe erzählt, wie er des Mathematikstudiums halber 1728 nach Basel gekommen und in die Zeit gefallen sei, da der Professor der Anatomie Mieg erkrankt war; dieser übergab ihm die Leichenpraeparationen und bald darauf auch die Demonstrationen, wobei Haller seine Praeparate mit grösster Sorgfalt ausführte, beschrieb und zeichnete. „Neque mihi fuit cadaverum penuria", fügt er bei.[2]

Es waren die früheren Jahrzehnte des vorigen Jahrhunderts eine Zeit regen geistigen Lebens in Basel. Um Jakob und weiterhin um Joh. Bernoulli als Lehrer sammelte sich eine Elite strebsamer Schüler, und dass auch Anderes als Mathematik getrieben worden ist, erfahren wir durch A. v. Haller, der gerade in Basel mannigfache Anregung erfahren und dauernde Freundschaften geschlossen hat. Auf dem medicinischen Lehrstuhle folgte nach der bedeutenden Persönlichkeit Harder's noch eine Reihe von tüchtigen Männern: Theodor Zwinger d. j., J. H. Stähelin, Rud. Zwinger, J. R. Mieg und Em. König, die sich über ihre Fachbildung hinaus allgemeinere Interessen bewahrt hatten. Auch ist hier Ben. Stähelin zu nennen, der, obwohl Professor der Physik, als anatomischer Beobachter Haller's Achtung, und durch seine litterarischen Bestrebungen dessen Freundschaft erworben hat. Haller rühmt seine embryologischen Untersuchungen, sowie seine kunstreichen Injectionen und bezeichnet ihn als einen besonders glücklichen und fein begabten Forscher, dessen öffentliche Anerkennung hinter dem wirklichen Verdienste weit zurückgeblieben sei.

Unter den oben genannten Lehrern der Anatomie ist Rud. Zwinger der erste gewesen, der durch das Loos zu seiner Stelle gelangt ist. Ueble Erfahrungen über irreguläre Einflüsse bei den Wahlen hatten im Jahre 1718 dahin geführt, dass alle im Staat vorhandenen Stellen, von der obersten ab bis zur untersten, durch das Loos besetzt wurden. Das Loos entschied bei vacanten Professuren zwischen drei von der Regenz und von den Deputaten gewählten Bewerbern und dabei konnte es kommen, dass Männer, wie ein L. Euler, bei der Entscheidung den Kürzeren zogen und minder befähigten Concur-

---

[1] *Bibl. anat.* Bd. II. S. 196.

[2] Ein Manuscript mit dem Haller'schen Collegienheft befindet sich in zwei Exemplaren auf der öffentlichen Bibliothek. Vgl. Anhang S. 36.

[3] Für die vorangegangene Periode können die Wolff'schen Biographien, besonders die von Th. Zwinger d. j. (Bd. III. S. 119 ff.) eingesehen werden.

[4] Man vergl. hierüber die von L. Hirzel geschriebene *Biographie* Haller's, in dessen Ausgabe Haller's Gedichte. Frauenfeld 1882.

[5] *Bibl. anat.* Bd. II. S. 104; man vgl. auch Wolff's *Biographien.* Bd. II. S. 111.

renten das Feld räumen mussten. Diese Loosordnung hat in das baslerische Universitätsleben des vorigen Jahrhunderts auf das Tiefste eingegriffen und dasselbe binnen weniger Jahrzehnte ganz unwiderbringlich geschädigt. Niemals hat Basel einen so geschlossenen Kreis von Gelehrten allerersten Ranges erzeugt, wie eben im Beginn des vorigen Jahrhunderts, niemals ist aber auch ein Schatz von kostbaren Geisteskräften in so unglaublich thörichter Weise verschleudert worden, wie damals. Mit lauter einheimischen Kräften hätte man bei weiser Verwendung derselben der Universität einen Glanz verleihen können, der weit in die Welt hinaus gestrahlt hätte, und statt dessen brachte man es dahin, dass die Anstalt, und zwar nicht ohne ihre Schuld, in der eigenen Stadt ihres Ansehens verlustig ging und schliesslich nur durch eine völlige Reorganisation dem Untergang entrissen werden konnte.[1] Den Wechselfällen des Looses gegenüber kam es denn auch bald dahin, dass, wer überhaupt Universitätslehrer werden wollte, um irgend eine offene Stelle sich bewarb, mochte sie seines Faches sein, oder nicht, und dass er dann von da aus weiter zu avanciren suchte. Gleich bei der ersten durch das Loos geschehenden Besetzung der anatomisch-botanischen Professur finden sich unter den Bewerbern vier Professoren der philosophischen Facultät (die Proff. der Eloquenz, der Rhetorik, der griechischen Sprache und der Logik) und das Loos entscheidet für den letztern, für R. Zwinger.[2]

Durch das Loos ist denn auch im Jahre 1733 die anatomisch-botanische Professur dem grossen Mathematiker Daniel Bernoulli zugefallen, nachdem derselbe dreimal binnen 10 Jahren bei der Bewerbung um andere, seinem Fache näherliegende Stellen unterlegen war.[3] Unvorbereitet war übrigens D. Bernoulli nicht als er die Stellung übernahm, denn er hatte sehr gründliche medicinische Studien gemacht, theils in Basel theils auswärts, in Heidelberg, Strassburg, Venedig und Padua und war in letzterer Stadt ein Schüler von Morgagni gewesen; auch hatte er in seiner Inauguraldissertation einen physiologischen Gegenstand, die Lehre von der Respiration behandelt.

Es ist nun sicherlich von grossem Interesse zu wissen, wie ein so bedeutender Mathematiker sein anatomisches Pensum aufgefasst hat. Am nächsten hätte es ihm vielleicht gelegen, das letztere bei Seite zu schieben,

---

[1] Man vergl. hierüber auch die Aeusserung von Daniel Bernoulli im Anhang S. 35.

[2] Da zur Zeit der Vacanz eine Leiche zur öffentlichen Anatomie gebracht werden sollte, so kam der Decan auf den Gedanken, jedem Bewerber um die Stelle ein besonderes Praeparat anzuweisen.

[3] Bernoulli unterlag einmal bei der Bewerbung um die Professur der Physik, zweimal bei derjenigen um die Professur der Logik.

und dies mögen denn auch seine Mitbürger von ihm erwartet haben, denn im Rathsprotocoll vom 2. October 1741 findet sich der Anzug: „Professio anatomica et Botanica werde bei einigen Jahren hier nicht exercirt und dozirt, sollte deswegen eine löbliche Universität angehalten werden, mit Beiziehung des Deputatenamtes das Nöthige vorzukehren.“ In der weiteren Verfolgung dieser Sachen muss der Gedanke aufgetaucht sein, zwischen dem mehr zur Anatomie hinneigenden Professor der Physik Ben. Stähelin und dem wirklichen Physiker Daniel Bernoulli einen Stellentausch zu veranlassen. Beide Herren reichen auf Verlangen der Regierung ein Memorial hierüber ein und Rector und Senat gelangen darnach zum Vorschlage, dass ein partieller Stellentausch anzurathen sei, die Botanik soll an Stähelin die Physik an Daniel Bernoulli abgegeben werden. Bernoulli möge im Sommer Physik, im Winter Anatomie lesen, „als welche er nach dem Zeugniss Ordinis Medici bis dahin fleissig und mit gutem Nutzen der Studiosorum versehen, wenigstens seinen Herrn Collegis deshalb Nichts erhebliches vorgekommen, welches sie zu rügen hätten.“

Daniel Bernoulli's Memorial, vom 30. März 1743 erscheint nun für seine Beurtheilung als Lehrer der Anatomie von entscheidender Bedeutung und ich kann mir nicht versagen, die Hauptstellen des Schriftstückes hier wörtlich wiederzugeben. Nach einigen einleitenden Worten in betreff des vorgeschlagenen Stellenwechsels, erklärt B., die Frage sei um so mehr einer genauen Untersuchung bedürftig „als bishero nichts als ungegründete Vorurtheile von ganz unberichteten Leuten hervorgekommen sind. Ich meinesorts habe die Ehre, mit Grund der Wahrheit zu versichern, dass in denen zehn Jahren, welche ich allbereits meiner Profession vorgestanden, nicht das Geringste ist verabsäumt, sondern vielmehr Alles praestirt worden, was nur immer von einem Professore Anatomiae mag erfordert werden. Ich bitte hierbei in Erwägung zu ziehen, dass auf keiner Universität der ganzen Welt ein Professor gehalten sei, Alles zu thun, was einem Prosector obliegt, und ist auch unstreitig, dass der nunmehrige gelehrte Herr Prof. Physicae sich keineswegs dazu verstehen würde, seine kostbare Zeit mit Praepariren zuzubringen. Nach dieser Betrachtung wird erhellen, dass ich über meine Schuldigkeit gethan, da ich theils selbst einige Praeparationen verrichtet, meistens aber Anstalt gemacht, dass solche durch die geschicktesten hiesigen Anatomicos verrichtet wurden. Bei einer genauen Nachforschung möchte sich wohl ergeben, dass seit Stiftung der Profession wenig Anatomici zu nennen, von welchen mehreres, wohl aber sehr viel, von welchen bei weitem nicht das nämliche sei praeparirt worden. Die Demonstrationen aber und diejenigen Zergliederungen, welche inter Demonstrandum müssen verrichtet werden, habe ich als Prof. An. meiner wahren Pflicht gemäss sehr fleissig gehalten und verrichtet und alle Gelegenheit dazu ergriffen, so dass alle Winter einige Demonstrationen, die meisten Winter aber ganze Cursus sind gehalten worden und dies mit solchem Succes, als wohl auf den berühmtesten Universitäten, allwo auf die einzige Anatomie alljährlich sehr grosse Summen Gelds gewendet werden, geschehen war; ich berufe mich hierin auf meine Mitarbeiter, auf die Studiosi Medicinae und auch auf andere Hospites, die mir dann und wann die Ehre angethan meinen Lectionibus und Demonstrationibus zu assistiren. Auch sind Viri Exp. meine HH. Collegen dessen genugsam informirt. Was meinen Fleiss anbetrifft, so soll auch darin Nichts geahndet werden. Gott hat mir die ganze Zeit durch Gesundheit verliehen, viel weniger habe ich mich von meinen anderen Geschäften, obschon solche von grosser Wichtigkeit sein möchten, abhalten lassen. Endlich soll ich auch Rechnung geben der Methode halber, deren ich mich jederzeit in meinen Demonstrationen und Sectionen bedient.

Ich sehe, dass man mir in der Mathematik, Physik, Mechanik und anderen dergleichen Wissenschaften einige Erkenntniss zuschreibt; was dieses ist, so kann ich nicht begreifen, worin ich diese Wissenschaften nützlicher als in meiner jetzigen Profession anwenden könnte. Niemand allhier mag mehr Gelegenheit gehabt haben, als ich zu erfahren, worin die wahren Wissenschaften bei der heutigen Tages so erleuchteten gelehrten Welt bestehen, was man Alles reelles darin entdeckte und was noch ferneres darin gesucht und desiderirt werde. Man muss der Mathematik, obschon solche von einigen allhier sehr gering geschätzt wird, das wohlverdiente Lob zuschreiben, dass sie allein die übrigen Wissenschaften, so aus der Vernunft hergeleitet werden müssen, von vielen groben Irrthümern und von Praejudiciis gesäubert und das Wirkliche von den eingeschlichenen falschen Erdichtungen abgesondert habe. Ich schäme mich nicht zu sagen, wenn ich gleich die Verlachung von Einigen vorsehe, dass was die Reformatores in unserer heiligen Religion gethan, solches die Mathematici in den Künsten und Wissenschaften verrichtet, desswegen auch diese Scienz von den grössten Potentaten so kräftig beschützt und von allen Kenneren so hoch gepriesen wird. Diese Wissenschaft, soweit sich solche in mir erstrecken mag, habe ich mir in meiner Profession zu Nutze gemacht und wie sollte man wohl die vornehmsten Theile der Anatomie ohne derselben Hülfe: die Osteologiam et Myologiam ohne eine wahre Erkenntniss der Mechanik, die Structuram oculi ohne die Optik, die Structuram organi auditus ohne die Acustik, die Respirationis Organa ohne die Geometrie und Physik, die Fabricam cordis et Systematis Vasorum sammt den Legibus circulationis fluidorum ohne die Hydrodynamik u. s. w. tractiren können. Alles dieses habe ich mit grossem Fleiss untersuchet, meinen Zuhörern getreulich gewiesen und getrachtet, solche auf den rechten Weg zur Erkenntniss der Wissenschaft zu führen. Meine Lectiones würde ich mich nicht schämen, drucken zu lassen, um solche dem Urtheil aller Gelehrten, ja der königl. Akademien der Wissenschaften zu unterwerfen. Die Bescheidenheit, wenn je solche in meinen Umständen noch kann verletzt werden, lässt nicht zu, Alles, was ich beweisen könnte, hier zu erinnern. Mein wunderliches Schicksal aber hat mir wider mein Naturel das allbereits Erinnerte abgepresst und befinde ich mich leider durch mein allzulanges Stillschweigen in der verwirrten Verfassung, dass ich nicht ferner zugeben soll, dass meine mir von Gott verliehenen Talenta, noch mein, durch viele Mühe und Arbeit anderwärts erlangter Ruhm in meinem Vaterland von meinen Mitbürgern verringert, ja vernichtet und verhöhnt werden.“ Bernoulli bemerkt dann noch, dass ein jeder sterbliche Mensch, insonderheit in seiner eignen Sache sich betrügen könne und dass er um eine Untersuchung seiner Amtsführung und um eine Justification bitte: „die gnädigen Obern und Herren, nachdem sie Alles mit der weltgepriesenen Weisheit werden überlegt haben, mögen es dahin dirigiren, dass mein Name nicht fernerhin so unbilliger Weise beschimpft werde. Wenn man betrachtet, in was für Verfassung mein Glück mich ausserhalb meinem Vaterland gesetzt, so wird man mich hoffentlich dieses gerechten Trostes nicht unwürdig finden und gestatten, dass der ich so über alle Maassen honorable und lukrative, obschon meine Meriten weit übertreffende Vocationen, so mir von verschiedenen grossen Monarchen adressirt worden, deklinirt habe, ich meine übrige Lebenszeit meinem Vaterland in Ruhe widmen könne.“ Es folgen zum Schluss noch Bernoulli's entgegenkommende Anerbietungen in betreff des Stellenwechsels, die ich hier weglasse.

Ausser der innigen Theilnahme für den tief gekränkten Gelehrten hinterlässt uns dies Schreiben das weitere Bedauern, dass D. Bernoulli nicht wirklich den angedeuteten Schritt gethan und seine anatomischen Collegienhefte publicirt hat. Dieselben müssten sicherlich noch heute für uns eine reiche Quelle der Belehrung bilden.

Auf das Senatsgutachten und auf die beiden Memoriale hin erfolgt am 20. Mai 1743 der Rathsbeschluss: „Sehen M. H. G. A. Herren und Oberen gern, dass sowohl die Collegia Anatomica et Botanica, als das Collegium experimentale Physicum recht wohl versehen werden. Zu dem Ende wird die Regierung beauftragt, unter Zuziehung der Deputaten die beiden Herren anzuhören und weitere Vorschläge einzureichen.“

Damit scheint die Sache vorerst ihr Bewenden gehabt zu haben, bis dann nach B. Stähelin's Erkrankung (1747) Bernoulli das Physikcolleg nebenher, und nach Stähelin's Tode (1750) auch dessen Professur übernahm.[1]

[1] Die Stelle ist diesmal Dr. Bernoulli durch eine Rathscommission angetragen worden und er hat sich (Rathsprotokoll vom 19. November 1750) zur Abgabe der ana-

Hinsichtlich der Erwerbung von Unterrichtsmitteln meldet das Facultätsalbum aus der Zeit von Dan. Bernoulli, dass sich das Collegium von dem berühmten Strassburger Prosector Dr. Hummel ein Skelett und einen gesprengten Schädel erworben habe. Uebrigens zeigt ein in den Facultätsacten vorhandenes, die Hebung der Facultät besprechendes Gutachten, wie Bernoulli sehr wohl die Bedürfnisse eines tüchtigen Unterrichts gekannt hat und wie er sich auch nicht gescheut hat, für seine Ueberzeugung einzutreten.[1]

Gleich nach dem Antritt von D. Bernoulli's Amtsnachfolger Friedr. Zwinger wird ein neuer Anlauf zur Hebung des anatomischen Unterrichts gemacht. Am 19. April 1751 erfolgt im Rath die Anregung, es soll dem Professor der Anatomie ein Prosector zugegeben werden. Der darüber eingeholte Facultätsbericht verlangt als nothwendig:

1) einen Prosector;

2) Leichen in hinreichender Anzahl, für deren Herbeischaffung jede ersinnliche Anstalt zu machen sei;[2]

3) der wenigen Leichen halber könne der Prosector vielleicht nur für ein paar Jahre angestellt werden;

4) der Prosector müsse dem Professor untergeben sein;

5) er soll an der Leiche chirurgische Operationscurse geben, wie dies in Frankreich und anderwärts geschehe.

Auf dies Gutachten hin finden M. H. G. A. Herren für gut, von der Bestallung eines Prosectors bei der Anatomie zu abstrahiren, und nach dem ablehnenden Bescheid folgt eine Periode, während der, infolge der ungenügenden Unterstützung von oben herab, trotz der trefflichen die Stelle verwaltenden Männer,[3] der Unterricht an der Anstalt immer mehr hinter

---

tomischen Professur bereit erklärt, „falls ein honorables und ihm nicht zum Despect gereichendes Mittel könne gefunden werden, den Tausch zu bewirken." Es wurde alsdann vereinbart, dass derselbe Rang, Sitz und Stimme im Collegium medicum beibehalten soll, dass ihm als Entschädigung für das Nichtaufrücken in eine höhere medicinische Fakultätsstellung 210 Pfund aus dem Staatssäckel bewilligt und für den Fall einer Vacanz eine Canonicusstellung zu St. Petri zugesichert werden.

[1] Siehe Nachtrag. S. 33.

[2] Den radikalsten Vorschlag zur Beschaffung von Leichen hat jedenfalls Isak Iselin gemacht. Derselbe verlangt in seinen „Unvorgreiflichen Gedanken über die Verbesserung der Baseler hohen Schule, Basel 1757", es sollen der Anatomie die Leichen aller Weiber verfallen, welche uneheliche Kinder geboren haben, sowie die letzteren, sofern sie unter 13 Jahren sterben.

[3] Von 1753—1776 war Joh. Rud. Stähelin Professor der Anatomie u. Botanik, der seines Charakters und seiner Gelehrsamkeit halber von den Zeitgenossen sehr geachtet war (s. Jung, a. a. O. S. 41).

den Ansprüchen der Zeit zurückbleibt. 1776 stirbt der Prof. Praxeos Fr. Zwinger, durch das Aufrücken seiner Collegen wird die anatomisch-botanische Stelle wiederum vacant und fällt nunmehr an Werner de Lachenal, einen Mann, dem seine Verdienste um Hebung der botanischen Anstalt ein bleibendes Andenken gesichert haben. Auch jetzt wiederholt sich der Versuch, den gesunkenen anatomischen Unterricht zu heben. Den 14. August 1776 erfolgt im Rath die Anregung: „es möge die Regierung befragt werden, durch was für Mittel die hiesige ehedessen berühmte Anatomie wieder emporgebracht, besser eingerichtet und Fremde angefrischt werden könnten, dieselbe so gut als andere zu besuchen.“ Die Anregung wird beliebt und ein Regenzsbericht eingeholt, aus dem hervorgeht, dass während der letzten 20 Jahre kaum einmal zwei Leichen innerhalb eines Winters erhältlich waren, öfters fehlten sie ganz und fiel dann die anatomische Vorlesung aus. Die Anstellung des Prosectors wird damit motivirt, dass es einem Professor unmöglich wäre, „vier Monate lang, und zwar in der härtesten Kälte täglich zwei bis drei Stunden an der Zubereitung der Theile zu arbeiten, die er am Nachmittag in zwei Stunden, in der einen auf lateinisch, in der andern auf deutsch, zu erklären hätte.“ Den 16. Sept. d. J. wird hierauf beschlossen: „es soll den zukünftigen öffentlichen Lehrern der Anatomie zur Erhaltung von Subjecten in die Anatomie aller mögliche Vorschub geleistet werden und die zu diesem Ende nöthige Einrichtung von löblicher Haushaltung (dem Finanzausschuss) berathen werden. Wegen Haltung eines Prosectors, dessen Belohnung und der Bestreitung anderer Nebenunkosten und wegen Anweisung von Subjecten ist die Sache zur jeweiligen Verfügung der Haushaltung überlassen, bei der man sich jedesmal wegen Anweisung und Auslieferung von Subjecten zu melden haben wird und wobei M. H. G. A. Herren und Oberen Willen und Meinung dahin geht, dass deshalb von Seiten der Hrn. Vorsteher der Armenhäuser keine Schwierigkeiten in den Weg gelegt werden.“

So erfreulich nun dieser letzte Beschluss lautet, so hat doch dessen Ausführung offenbar zu wünschen übrig gelassen, denn die von Lachenal eingereichten Berichte enthalten wiederkehrende Klagen über Nichteinsendung von Leichen aus den Spitälern. Auch mit dem Prosector hat Lachenal Schwierigkeiten, da derselbe trotz des nicht geringen Tagessoldes von einem Neuthaler, trotz des vom Professor freiwillig gewährten freien Tisches und einer anständigen Douceur sich unbefriedigt erklärt und mehr haben will. Eine Zeitlang wird diese Stelle von einem Doctor aus Hüningen versehen, bis dann 1789 Dr. Stückelberger in die Stelle einrückt. Die Leistungen des Professors wechseln nach dem Material; so wird 1790 gemeldet, dass derselbe 48 Lectionen abgehalten habe, wo zu 45 Demonstrationen erforderlich gewesen seien. Wenn aber gar die Regierung Rechnungsablage verlangt, so hat Lachenal nur über Ausgaben zu berichten, oder er stellt den bescheidenen Betrag der ihm selbst zukommenden Vorlesunghonorare als Einnahmen in Rechnung.

Bei der so geringen Unterstützung, die der Unterricht erfährt, darf man sich nicht wundern, dass das Auditorium allmählich ein ganz anderes geworden ist. 1780 meldet der Bericht, dass die Vorlesung vor einem Studirenden der Medicin und 18—20 Barbiergehülfen gehalten worden sei, und von ähnlichen Verhältnissen erzählen auch die folgenden Berichte. Die s. Z. so berühmte medicinische Facultät ist zur Schule für niedere Chirurgen herabgesunken, und wohl darf man sich nicht wundern, wenn in der Folge eine gewisse Entmuthigung Einzelne ihrer Lehrer ergriffen hat.

Lachenal's Amtsdauer hat das alte Regiment überdauert und sie reicht bis in die Helvetik herein; 1798 spricht er den Wunsch aus, zunächst von der Anatomie entbunden zu werden. Vermöge eines Dekretes der ein und untheilbaren helvetischen Republik wird nun der Bürger Hagenbach zum Professor der Anatomie ernannt und ermächtigt, die Spitäler von Basel und von Liestal für seinen Leichenbedarf in Requisition zu setzen. Bei dem im grossen Style gehaltenen Decret scheint nur der eine Punkt der Geldanweisung vergessen worden zu sein, denn sehr bald treten wiederum Leichenschwierigkeiten ein, und auf die durch die verschiedenen oberen Instanzen vermittelten Reklamationen hin, meldet der Unterstatthalter von Liestal, Bürger Schäfer, dass er sich hüten werde, Leichen einzuschicken, für die ihm nicht die Transportkosten vergütet würden. Hagenbach sucht sich auf andere Weise zu helfen und stellt z. B. 1801 Fr. 12 in Rechnung „für zwei Cadaver per fas et nefas aus dem französischen Spital.“

Unter dem 31. December 1800, genau am Abschluss des alten Jahrhunderts meldet der Regierungsstatthalter Zschokke „mit Gruss und Bruderliebe“: „Der Bürger Stähelin Prof. med. starb in vergangener Nacht, und mit ihm starb zugleich die medicinische Facultät von Basel aus, welche eigenen Fiscus, eigene Acten und Fonds hatte. . . .“

Durch Ernennung von Dr. Stückelberger zum Prof. Praxeos (9. Febr. 1801) und von Dr. Hagenbach[1] zum ordentlichen Professor der Anatomie und Botanik, sowie durch die spätere Anstellung von Dr. I. R. Burckhardt wird zwar der Lehrkörper reconstruirt, aber als Unterrichtsanstalt ist die Facultät von nun ab zum Scheintod verurtheilt und

---

[1] Hagenbach hatte 1798 nur die Anatomie zugetheilt erhalten, nach Lachenal's Tod im Jahr 1800 erhält er auch die Botanik, und zwar wird er in dem betr. Actenstücke als „ausserordentlicher Lehrer der Anatomie“ bezeichnet, eine Bezeichnung, die im Decrete von 1798 nicht vorkommt.

während zwei Jahrzehnten schwebt sie in der andauernden Gefahr definitiver Auflösung. Günstig erweist sich dabei noch der Umstand, dass sie als Collegium medicum fortfährt, staatliche Consultativbehörde und Examinationsinstanz zu sein, wie denn die thatsächliche Reconstruction derselben nach den 20er Jahren zuerst an das drohende Erlöschen dieser letzten Functionen anknüpft.

Die alte Organisation der gesammten Universität hatte sich überlebt und es bedurfte einer völlig neuen Regelung ihrer Aufgaben und ihrer Stellung, bevor auch an einen Wiederaufbau der medicinischen Facultät gedacht werden konnte. Die Reorganisation erfolgte unter dem Einflusse einiger umsichtiger und energischer Männer, des Bürgermeisters Heinrich Wieland, des Deputaten Peter Ochs und des Appellationsrathes Abel Merian. Die zu überwindenden Schwierigkeiten waren dabei zum nicht geringen Theil durch die Universitätsangehörigen selbst hervorgerufen worden.[1] Am 19. Mai 1813 wurde vom Grossen Rath der entscheidende Beschluss gefasst, die Universität als oberste Unterrichtsanstalt des Cantons zu erklären, dieselbe einer staatlichen Aufsichtsbehörde, der Curatel, zu unterstellen und alle ihre bisherigen Statuten und Privilegien aufzuheben. Diesem principiellen Beschlusse folgte fünf Jahre später (den 17. Juni 1818) das Gesetz, welches die Organisation der Universität und ihrer Facultäten regelte. Vor dessen Zustandekommen waren die Facultäten um ihre Gutachten angegangen worden und die Medicinprofessoren hatten zwei Gutachten eingereicht, das eine von den HH. Stückelberger und Burckhardt, das andere von H. Hagenbach unterschrieben. Ersteres geht davon aus, es sei nur eine Voranstalt, eine ärztliche Pepinière zu erstellen, entwirft aber doch einen Plan, bei welchem sämmtliche nothwendigen Fächer eines medicinischen Lehrcursus auf vier Professoren vertheilt werden. Jeder Professor ist dabei mit fünf wöchentlichen Stunden bedacht. Privatdocenten könnten in Manchem aushelfen, dürften aber nicht dasselbe lehren, wie die Professoren. „Falls es aber im Plane löbl. Universitätscommission liegen sollte, die Professuren beschäftigten Aerzten zu übertragen, so könne sie diese nicht mit der Strenge zur genauen Haltung ihrer Vorlesungen anhalten, wie die Lehrer anderer Facultäten, da sie ja nicht Herren ihrer Zeit seien und möglicher Weise über Land oder aus der Vorlesung weg berufen werden könnten."

Zusammendrängung des Lehrcursus auf ein Minimum von Stunden, mit der Aussicht auf unregelmässige Abhaltung der Vorlesungen bilden die Quintessenz dieser Vorschläge und gegen den so lauen Vorschlag seiner Collegen sticht das Votum von Prof. Hagenbach recht scharf ab. Dasselbe bezeugt den Muth einer, wenn auch negativen, so doch entschiedenen

---

[1] Petr. Merian, *Festrede bei der vierten Säcularfeier.* S. 10.

Ueberzeugung. „Hagenbach ist durchaus gegen Errichtung einer ärztlichen Pepinière, der Stadtarzt werde die hier gemachten unvollkommenen Studien anderwärts von vorn beginnen müssen und somit seine Zeit hier verlieren, der Landarzt werde ungenügend vorgebildet werden. Der Mangel an Leichen und an instructiven pathologischen Fällen im Spitale mache allen Unterricht des Studirenden durch eigene Anschauung unmöglich, und besser, als zur Erziehung solcher unreifer Practicanten, würde das Geld verwendet zur Unterstützung unvermögender aber ausgezeichneter Köpfe, damit sie nicht halb, sondern ganz werden, was sie sein sollen. Der Staat werde grosse Ausgaben ersparen und weit bessere Aerzte und Chirurgen erhalten, wenn er die medicinische Facultät eingehen lasse und statt die Zahl der ärztlichen Halbwisser gesetzlich zu vermehren, sie vielmehr durch zweckmässige und strenge Polizeimaassregeln beschränke.“

Die Gesetzgeber haben sich durch diese übernüchternen Bemerkungen Hagenbach's nicht irre machen lassen: das neue Gesetz nimmt die medicinische Facultät wieder auf; dieselbe soll drei Professoren in der Arzneiwissenschaft haben, welchen die verschiedenen Fächer durch die oberste Erziehungsbehörde zugetheilt werden und ausserdem einen Professor in der Chirurgie, Anatomie und Entbindungskunst. Diesem letzteren wird die Bestellung eines Prosectors gestattet und jeder Professor soll wöchentlich 10—12 Stunden halten.

Gleich nach Erlass des Gesetzes geben die HH. Hagenbach und Stückelberger ihre Entlassung ein (ersterer in einem etwas gereizten Briefe) und nun ruht die Facultät für einige Jahre allein auf den Schultern des Hrn. R. Burckhardt. Die Curatel geht nämlich bei Ausführung des neuen Universitätsgesetzes nur schrittweise vor und so ist auch zunächst in den ersten drei Jahren nach dessen Inslebentreten von einer Besetzung der drei neugeschaffenen medicinischen Lehrstühle nicht die Rede. Mittlerweile zeigt Burckhardt im Lectionskatalog für den Sommer zwei Mal wöchentlich Botanik an, für den Winter vier Mal Anatomie, letztere mit dem Zusatze: „soweit vorhandene Leichen und äussere Temperatur dies gestatten.“ Am 29. October 1820 legt derselbe einen neuen Entwurf vor: „Zur einstweiligen Betreibung des medicinischen Studiums und zur Aufstellung einer medicischen Facultät“, der sich von dem früheren Entwurfe dadurch unterscheidet, dass er empfiehlt, nur für die Vorfächer, für diese aber gut zu sorgen. Die zu lehrenden Vorfächer seien in erster Linie Anatomie und Botanik, denen bei genügender Studentenzahl Physiologie, Pathologie und allenfalls Materia medica und Pharmazie anzureihen seien. Für letztere Fächer sei ein besonderer Lehrer anzustellen. Ueber diese Grenzen hinaus in die practischen Fächer zu greifen, sei nicht rathsam und würde nur zur Erziehung von Pfuschern führen. Vor allem aber sei es nöthig, die Anstalten, die den beiden Vorfächern bestimmt seien, zu heben, für genügende Leichenzahl und für Errichtung eines brauchbaren anatomischen Theaters, sowie für Wiederherstellung des botanischen Gartens und seiner Einrichtungen zu sorgen. Diese Vorschläge Burckhardt's behält sich die Curatel vor, seiner Zeit näher zu berathen.

Längere schwierige Auseinandersetzungen veranlasst die Nichtexistenz einer ärtztlichen Prüfungsbehörde,[1] immer unhaltbarer erweist sich der bestehende Zustand und so werden endlich am Schluss des Jahres 1821 die einleitenden Schritte behufs der Neubesetzung einer medicinischen Professur gethan. Es leuchtet ein, von welcher Tragweite diese Besetzung sein musste. So wie die Dinge standen, vermochte nur eine energische, von hohem idealen Streben erfüllte und dabei mit gehöriger Organisationskraft ausgestattete Persönlichkeit, den zerfallenen Bau wieder aufzurichten und jenen entmuthigenden Einflüssen Trotz zu bieten, die von allen Seiten sich entgegendrängten. Jede schwächliche Natur hätte scheitern und damit das Ganze der Auflösung zuführen müssen. Die Universitätscuratel hat das besondere Glück gehabt, in C. G. Jung den richtigen Mann zu finden. Jung verdanken wir nicht nur die Schaffung einer anatomischen Anstalt, sondern wir verdanken ihm überhaupt die Rettung der Baseler medicinischen Facultät von ihrem drohenden Untergange. Und als ein Jahrzehnt nach Jung's Anstellung schwere Gefahren über die Universität als solche hereinbrachen, hat er im Verein mit anderen hochgesinnten Männern wesentlich dazu beigetragen, auch das Leben der Gesammtanstalt zu erhalten.

Die Curatel ist bei ihrer Anstellung äusserst vorsichtig zu Werke gegangen. Obwohl Jung bei seiner im Januar 1822 erfolgten Meldung um die vacante Stellung die vorzüglichsten Empfehlungsbriefe von A. v. Humboldt und von Brechet in Paris, sowie von Nägele und von Gmelin in Heidelberg[2] vorlegt, Briefe, in denen seine vielseitigen und ausgebreiteten Kenntnisse, sowie die Güte und Reinheit seines Charakters hervorgehoben werden, findet man es doch für angemessen, ihn zunächst als Privatdocenten nach Basel kommen zu lassen. Als solcher zeigte er, gleichzeitig mit seinem Mitcandidaten Oken für das Sommersemester 1822 Vorlesung an[3] (Oken liest über Physiologie, Naturgeschichte und Naturphilosophie, Jung dagegen über Geburtshülfe, Materia medica und Verbandlehre). Ende März wird ein

[1] Ein Dr. Bauler, der hier vergeblich um Prüfung eingekommen war, holte sich seinen Doctortitel in Freiburg und verlangte nun die Anerkennung dieses Titels in Basel.

[2] Die Originalien dieser Briefe liegen im Rathsarchiv. Brechet rühmt u. A. Jung's Begabung zum Zeichnen.

[3] Unterm 30. März 1822 wird Oken von der Curatel als Professor der Medicin vorgeschlagen, er scheint aber nie ernannt worden zu sein.

Concurs eröffnet, wobei die Curatel im Voraus beschliesst, es habe beim zukünftigen Professor der Chirurgie die Privatpraxis den Universitätslectionen unbedingt nachzustehen. Am Concurs betheiligen sich neben Jung, Dr. J. Mieg[1] und ein gewisser Dr. Sartory aus dem Ct. Graubündten. Nach Burckhardt's Bericht haben sich beim Concurs besonders die beiden Herren Jung und Mieg ausgezeichnet, von denen aber ersterer die umfassendere wissenschaftliche Bildung habe. Noch immer traut die Curatel der Sache nicht und sie schickt Hrn. Prof. Burckhardt in die beiden Privatvorlesungen Jung's um zu hören, wie er docire und um ihm auch sonst noch im Discurs auf den Zahn zu fühlen. Dies geschieht auch. Burckhardt hat zwar allerlei an Jung's Vortrag auszusetzen (u. A. auch, dass er von dem benutzten Lehrbuch abweiche, was die Zuhörer verwirre), im Uebrigen aber erklärt er, dass sich der junge Docent machen könne und so erfolgt endlich am 22. Juni von Seiten der Curatel der Beschluss, Jung dem Erziehungsrath zu empfehlen, gleichzeitig aber auch dem Dr. Mieg volle Gerechtigkeit wiederfahren zu lassen.[2]

Von nun ab beginnt Jung's rasch sich entwickelnde organisatorische Thätigkeit. Dieselbe setzt zunächst bei der richtigen Vertheilung der Lehrfächer ein. In den Vorverhandlungen ist hinsichtlich der neuen Stelle immer von einer chirurgischen Professur die Rede gewesen, denn Burckhardt hatte niemals aufgehört, Professor der Anatomie und Botanik zu sein, obwohl das neue Gesetz diese Combination nicht mehr kannte. Noch vor Beginn des Wintersemesters verlangt Jung, dass ihm der anatomische Unterricht übergeben werde, da die Chirurgie sonst nichts helfe. Auch steht er im Lectionskatalog von 1822/23 bereits als Professor der Anatomie, Chirurgie und Entbindungskunst und liest Osteologie. Im folgenden Winter haben sich die beiden Herren in die Anatomie getheilt, von 1824 ab zieht sich Burckhardt definitiv von der Anatomie zurück und dieselbe wird von der Curatel ausdrücklich an Jung übertragen;[3] dieser liest das Fach nunmehr in einem achtstündigen (später in einem zehnstündigen) Colleg. Daneben zeigt er im Laufe der nächsten paar Jahre an: Chirurgie, Augenheilkunde, Ohrenkrankheiten, Geburtshülfe, Gerichtliche Medicin, Geschichte der Medicin, Lehre von der Vergiftungen und schliesslich

---

[1] Mieg hatte schon seit 1820 für die Barbiergehülfen Vorträge gehalten.

[2] Der letzte Zusatz weist auf die Berücksichtigung einer für Mieg gestimmten Minorität hin. Nach Jung's persönlicher Aufzeichnung soll seine Wahl mit neun gegen fünf Stimmen erfolgt sein.

[3] Sitzung der Curatel vom 24. October 1824. Prof. Burckhardt sucht, wie das Protocoll sagt, die Schuld des vernachlässigten anatomischen Unterrichts von sich abzuwälzen. Es wird nunmehr beschlossen: die Anatomie an Jung zu übertragen, die anatomischen Localien zurecht zu machen, einen Prosector und einen Diener anzustellen, für Holz zur Heizung Vorkehrung zu treffen und Frcs. 200 für Anschaffungen zu bewilligen.

auch vergleichende Anatomie. Immermehr ergreift er aber die Anatomie als sein eigentliches Hauptfach und sucht diesem zu seinem vollen Recht zu verhelfen.

Eine zweite Hauptsorge musste in der Beschaffung des genügenden Raumes und der genügenden Unterrichtsmittel liegen. Ein schlechtes Auditorium und ein kaltes dunkles Prosectorzimmer [1] hatten bis jetzt allein zur Verfügung gestanden, ein Praeparirsaal existirte nicht, ebenso wenig ein Sammlungsraum; für beides hatte bis dahin kein Bedürfniss bestanden, da Praeparirübungen nicht abgehalten wurden und eine Sammlung nicht vorhanden war. Mit raschem Blick hat Jung erkannt, wie die bis dahin unbenutzten Räume im Parterre des unteren Collegiums zu einer anatomischen Anstalt sich vereinigen liessen und seine eindringlichen Vorschläge sind noch im Laufe des Jahres 1823 von den Behörden genehmigt worden, auch wurde ihm das Jahr darauf die Anstellung eines Prosectors und eines Dieners, sowie ein Anstaltscredit von jährlich 400 Schw. Frcs. bewilligt. Bei alledem war die Besitzergreifung der bewilligten Räume nicht so einfach, denn der Pedell hatte dieselben als herrenloses Gut längst an sich gezogen. Die medicinischen Hörsäle, die Gärten und die Keller waren vermiethet, im Hofe trieben sich Ladengehülfen, Küfergesellen und Weinbauern umher. Die Regenz mochte ihren Beamten nicht allzusehr plagen und es bedurfte strenger Weisung der Curatel, bis man sich endlich entschloss, die unverschämten Ansprüche des Pedells in ihre Schranken zurückzuweisen.

Nun handelt es sich darum, eine dem Unterricht dienende Sammlung herzustellen und auch da geht Jung mit grösster Energie an die Aufgabe. Was er vorgefunden hat, ist gleich Null, die alten Skelette von Vesal und Plater sind zerfallen und defect, die von Daniel Bernoulli angeschafften Knochen scheinen auch nicht mehr beisammen zu sein, ein paar schlechte Weingeistpraeparate und trockene Darmstücke sind neben den Knochen der ganze Bestand des von Jung angetretenen Unterrichtsmateriales. Schon im Jahre 1825 kann Jung melden, dass die von ihm geschaffene Sammlung gegen 300 Praeparate enthält, worunter er die Gefässinjectionen als besonders schätzbar hervorhebt. [2] Zwei Jahre später zeigt es sich, dass der Raum für Aufnahme des Cabinets nicht mehr ausreicht und nun wird ein grosser Saal im ersten Stock zu Hülfe genommen und

---

[1] Siehe Jung, Die anatomische Anstalt an der Hochschule Basel in der *Wissenschaftlichen Zeitschrift*, herausgegeben von den Lehrern an der Baseler Hochschule. Bd. III. S. 2. Basel 1825. Man vergleiche auch die Localerörterung im Anhang.

[2] Dazu kam späterhin noch eine von einem gewissen Rohrdorf angelegte Sammlung von Rassenschädeln, welche Prof. Chr. Bernoulli für das naturhistorische Museum angeschafft, aber späterhin dem anatomischen abgetreten hat.

die Kosten der Herstellung dadurch beschaffen, dass Jung auf zehn Jahre hinaus den Sammlungscredit um 100 Frcs. vermindern lässt.[1] Der von Jung's klarer Hand geführte Katalog zeigt, wie Vieles binnen kurzer Zeit gesammelt worden ist, das vom Jahre 1823 ab geführte Rechnungsbuch giebt anderseits Erläuterungen darüber, wie unendlich sorgfältig die schwachen Mittel dabei haben müssen zu Rath gehalten werden, und doch war bei dem absoluten Mangel eines Anstaltsinventares so Vieles herbeizuschaffen, was zur Arbeit unerlässlich war. Zu den so eifrig betriebenen Gefässinjectionen haben Anfangs zwei Zinnspritzen dienen müssen, die erst nach mehreren Jahren besseren Instrumenten Platz gemacht haben. Jung hat übrigens auch persönlich keine Opfer gescheut, zur Hebung seiner Schöpfung, und wie sehr dieselbe eine Herzenssache für ihn gewesen ist, das zeigen noch Aeusserungen aus späteren Jahren. 1846 giebt er als Anatom seine Entlassung ein und beantragt, sein Lehrgebiet dem Physiologen (A. Ecker) zu übertragen, dabei sagte er: „Am meisten schmerzt mich die anatomische Sammlung, ich hoffte, sie später erst und mit meinem Tode anderen Händen überlassen zu müssen.“ — „Sehr gerne,“ fügt er dann bei, „wenn es möglich ist, möchte ich noch für dieselbe thätig sein. Ich kenne jedes Praeparat und es würde, wie ich denke, nicht zum Nachtheil des Institutes gereichen, wollte man mir ferner die Besorgung der anatomischen Sammlung anvertrauen.“ Als Präsident der anatomischen Commission hat Jung noch bis zu seinem Tode seine Liebe zu der von ihm gegründeten Anstalt bethätigt, und er hat keinen Anlass versäumt, für deren Interessen mit warmer Theilnahme einzutreten.

In Betreff des bis dahin chronischen Leichenmangels hat Jung gleich nach seiner Anstellung energische Abhülfe getroffen. Er verlangt, dass ihm aus dem Spital die Leichen derjenigen verabfolgt werden, die umsonst verpflegt worden sind, ferner beansprucht er die Leichen von solchen, die im Gefängniss und im Waisenhaus gestorben sind und ausserdem wünscht er Handöffnung für zu kaufende Leichen. Schon 1824 sind zwölf, das Jahr darauf zwanzig Leichen verarbeitet worden und später steigt die Zahl sogar noch höher. Einmal (im März 1825) liegt der Curatel eine Klage badischer Behörden vor, es sei bei Grenzach eine Leiche ausgegraben und an die Baseler Anatomie verkauft worden. Da nichts Bestimmtes zu ermitteln ist, wird die Klage abgewiesen, aber Hrn. Jung bedeutet, bei Ankauf von Leichen vorsichtiger zu sein.

[1] Die Folge zeigt, dass die anatomische Casse dabei doch mehr übernommen hatte als sie tragen konnte, denn nach vier Jahren (17. Nov. 1831) wird im Regenzbericht gebeten, den ökonomischen Uebelständen der Anstalt abzuhelfen. Es wird ihr die Summe von 1700 Fr. angewiesen, zugleich aber Hr. Prof. Rud. Merian als Finanzmann in die anatomische Commission delegirt.

Bis zu Jung's Eintreffen war seit Jahrzehnten der anatomische Unterricht nur noch von Barbiergehilfen besucht worden, da auch diejenigen Baseler, die sich der Medicin widmen wollten, nach vollendeten Gymnasialstudien nach auswärtigen Universitäten sich wendeten. Dies wurde nun rasch anders. Jung wusste binnen kurzem einen Kreis von Schülern um sich zu sammeln, die alle mit grosser Liebe und Verehrung an ihm hingen. Schon in den ersten Jahren waren es deren 8 bis 10 und am Schluss des Jahrzehntes schon ihrer 30. — Jung's Vortrag wird von einem damaligen Schüler als klar, lebendig und geistreich geschildert. „In hohem Grade besass er das Vermögen, jüngere Leute an sich zu fesseln, indem er auf ihre Gedankengänge eintrat, bei heiterem geselligen Umgang belehrte und zugleich durch die Würde seines Benehmens imponirte."

Nach Jung's Anstellung tritt nur um so lebhafter das Bedürfniss ein, für Vervollständigung des medicinischen Unterrichtes zu sorgen. Nachdem sich zunächst die Curatel von Neuem mit der Frage beschäftigt hat, gelangt diese zu lebhafter Discussion in der Oeffentlichkeit. Eine anonym erschienene Schrift („Können in Basel die nöthigsten Hülfsanstalten zur Förderung medicinischer Studien gegründet werden. Basel bei Neukirch 1823") tritt dafür ein, dass in Basel günstige Bedingungen zur Errichtung einer vollständigen Facultät vorhanden seien. Der Autor nennt sich einen Laien, kann aber kaum ein anderer gewesen sein, als Jung selbst. Ihm erwidert ein zweiter Anonymus (Hagenbach?) in einer sehr ablehnenden Weise. Die Schrift („Ist die Aufstellung einer vollständigen medicinischen Facultät für den Stand Basel wünschenswerth? Basel bei Nic. Müller 1823") rechnet aus, dass Basel jährlich höchstens vier bis fünf Mediciner zu erziehen brauche und dass es überflüssig sei, hierfür kostbare Anstalten herzustellen. Darauf antwortet nun in überlegener Weise und mit Namensunterschrift Peter Merian („Einige Worte zur Beleuchtung der Schrift . . . . Basel Schweighauser 1823"), er weist darauf hin, wie unsere Vorfahren, weder bei Gründung der Universität, noch in anderen Perioden bürgerlichen Aufschwunges kleinliche Rechnungen über den Werth idealer Schöpfungen angestellt haben und wie nur ein geistig freier Sinn ein Gemeinwesen zu heben vermag.

In officieller Weise reichen die beiden Facultätsmitglieder Burckhardt und Jung einen neuen, diesmal auf eine Gesammtfacultät hinzielenden Plan ein. Derselbe, auf Jung's Vorschlägen basirend, wird von der Curatel genehmigt und dem Erziehungsrath empfohlen. Nachdem im Herbst des Jahres 1824 die Anatomie definitiv an Jung übertragen worden ist, werden ausser seinem Lehrstuhle zwei weitere beschlossen, einer für Physiologie und vergleichende Anatomie und einer für Pathologie und Therapie, dabei wird Hrn. Burckhardt frei gestellt, unter diesen beiden Professuren sich die eine auszuwählen. Mittlerweile sind, unzweifelhaft auf Jung's Anregung, der Prosector[1] und einige jüngere Aerzte in die Lücke getreten, Dr. J. B. Socin liest Verbandlehre, Dr. Wesselhöft (aus Jena) allgemeine Pathologie und als physiologische Docenten folgen sich die Doctoren Welti, Raillard und J. R. Burckhardt (der Sohn) bis dann endlich 1828 F. Meissner zum Professor der Physiologie ernannt wird.

Ferner wird 1828 in Prof. Roeper, der als viertes Mitglied in die medicinische Facultät eintritt, ein besonderer Botaniker berufen. J. R. Burckhardt übernimmt definitiv die medicinische Klinik, allein er stirbt schon 1829 und nun wird (1830) Mieg als Professor der Chirurgie angestellt.[2] Mit obigen Berufungen ist der vom Gesetz von 1818 angenommene Facultätsrahmen vorläufig ausgefüllt und die Aussicht gegeben, mit Hülfe einiger Privatdocenten den vollen Bedarf medicinischen Unterrichts zu decken.

In besonderer Weise anzuerkennen scheint mir die Stellung, welche J. R. Burckhardt bei der Facultätsreorganisation eingenommen hat. In der alten traurigen Zeit in's Amt gekommen, hat derselbe auf seinem Posten ausgeharrt, als seine beiden Collegen für gut fanden, der Sache den Rücken zu kehren. Geraume Zeit hindurch hat er die sehr bescheidenen Aufgaben, die seinem Amte noch übrig geblieben waren, treulich erfüllt, und als dann eine bessere Zeit herannahte, hat er sich zwar nicht in bahnbrechender Weise hervorgethan, aber überall hat er bereites Entgegenkommen bewährt, ist auf die Wünsche der Behörden sowohl, als auf die Gedanken

[1] 1824 im Sommer ist Dr. Wesselhöft Prosector, ihm folgt Dr. Welti und von 1826 ab bis 1852 hat Nusser die Stelle inne. Von letzterem stammen die meisten Wachspraeparate der Sammlung, vor allem das mächtig vergrösserte Gehörorgan und das sehr werthvolle Praeparat des N. sympathicus. In den späteren Jahren seiner Amtsthätigkeit war Nusser kränklich und arbeitete wenig mehr für den Unterricht. In dieser Zeit sind andere Hülfskräfte herbeigezogen worden, unter denen jedenfalls Chr. Grimm die beste gewesen ist. Grimm's Nervenpraeparate sind durch ganz ausserordentliche Feinheit und Sauberkeit ausgezeichnet und ich habe sie immer als einen Hauptschatz der Sammlung angesehen. Gleich Nusser modellirte auch Grimm in Wachs und die Sammlung besitzt aus seinem Nachlasse zwei vorzügliche Darstellungen von Kopfnerven. Grimm hat sich vom Chirurgiegehülfen heraufgearbeitet; nach Erlangung des Doctorgrades im Jahre 1852 ging er in die Praxis über, wurde seines durch natürlichen Taktes geleiteten, freundlichen Wesens halber ein sehr beliebter Arzt, starb aber schon im Jahre 1863, als er eben angefangen hatte, in eine behaglichere Lebensstellung einzutreten.

[2] Eine officielle Verbindung medicinischer Professuren mit der Stellung eines Spitalarztes hat zu der Zeit nicht bestanden, obwohl schon 1827 auf Jung's Antrag die Regenz ein bezügliches Schreiben an das Pflegamt gerichtet hatte. Factisch ist die Verbindung seitdem stets aufrecht erhalten worden und durch das Gesetz von 1865 ist sie definitiv geregelt.

des jüngeren Collegen ohne jegliche falsche Empfindlichkeit eingegangen und hat seine Thätigkeit dem Bedürfniss der wieder erstehenden Facultät durchweg anzupassen gewusst.

Die Zeit, in der sich der eben beschriebene Wiederaufbau der medicinischen Facultät vollzogen hat, ist eine der schönsten Perioden baslerischer Universitätsgeschichte. Bei aller Beschränktheit äusserer Mittel ist das Universitätsleben von einem grossen geistigen Zuge beseelt. Mit verschiedenen glücklichen Berufungen von auswärts, mit den Berufungen eines J. M. L. de Wette, eines C. G. Jung, eines Al. Vinet trifft in glücklicher Weise die aufstrebende Thätigkeit junger basler Gelehrten zusammen, eines Peter Merian, eines A. Heussler, eines K. Burckhardt, eines K. R. Hagenbach u. A. m., und diese ihrerseits finden wiederum in gleich gesinnten Männern aus der Bürgerschaft feste Unterstützung. Ein bleibendes Zeugniss von dem frischen Streben jener Zeit ist uns hinterblieben in der „Wissenschaftlichen Zeitschrift, herausgegeben von Lehrern der Basler Hochschule“.[1] Wohl durfte man unter den Verhältnissen auch für die Zukunft der Universität die schönsten Hoffnungen hegen. Aber über das aufblühende Reis brachen die politischen Wirren der nun folgenden Jahre als ein verheerender Sturm herein. Im Jahre 1834 erfolgt von F. L. K. Keller der traurige Richterspruch, dass die Universität theilbares Gut sei und damit wird die völlige Infragestellung all der mühsamen Errungenschaften der abgelaufenen Periode ausgesprochen. Jene Männer aber, welche am Aufbau des Werkes betheiligt gewesen sind, sie lassen den Muth nicht fallen und mehr als je halten sie es für ihre Pflicht, mit allen Kräften für die Rettung der vaterländischen Anstalt einzustehen. Mittels einer bedeutenden Auskaufssumme wird die Universität für die Stadt zurückerworben, ein neues den beschränkten Verhältnissen angepasstes Organisationsgesetz wird ausgearbeitet, und als Frucht dieser bedrängten Periode entsteht eine der schönsten Schöpfungen baslerischen Gemeinsinnes, die akademische Gesellschaft. Ueber alles Erwarten hinaus hat der Gedanke einer freiwilligen Unterstützung der Universität in der Bürgerschaft Wurzel geschlagen und die Gesellschaft hat sich in den 50 Jahren ihres Bestehens für die Besetzung der Lehrstühle nicht minder, als für die Hebung der akademischen Anstalten von entscheidender Wirksamkeit erwiesen. Ja so kräftig steht dieselbe nunmehr da, dass sie auch an den kostspieligsten Aufgaben einer Universitätsverwaltung, an der Erbauung neuer Institute sich hat betheiligen können und dass ihren Leistungen die Existenz des Bernoullianum, der pathologisch-anatomischen Anstalt und des Vesalianum verdankt werden darf.

---

[1] Basel 1823—1827.

Die medicinische Facultät ist durch das Gesetz von 1835 wieder auf den Rang einer propädeutischen Anstalt herabgesetzt und mit drei halben Professuren ausgestattet worden. Schrittweise hat sie sich wieder emporgehoben, bis ihr dann im Gesetze von 1865 wieder eine volle Organisation zu Theil geworden ist. Jung fuhr zunächst auch in den dreissiger Jahren fort, an der Anatomie zu arbeiten, er war mittlerweile Spitalarzt geworden und hatte eine ausgedehnte Privatpraxis übernommen. Im Jahre 1836 ging Prof. Meissner zur Botanik über und 1837 wurde F. Miescher auf den Lehrstuhl für Physiologie berufen.[1] Letzterer theilte sich bald mit Jung in das anatomische Pensum und als nach seinem Weggange (1844) A. Ecker an die Stelle trat, demissionirte Jung von der anatomischen Professur und beantragte, das Lehrfach dem Physiologen zu übergeben. 1849 folgte Ecker einem Rufe nach seiner Vaterstadt Freiburg i. B., und nun wurde (1850) Miescher abermals berufen. Dieser aber erklärte, nur dann den Ruf annehmen zu können, wenn neben ihm, als pathologischem Anatomen und Physiologen, gleichzeitig ein normaler Anatom und Physiologe angestellt werde. Als solcher kam C. Bruch nach Basel. Mikroskopische und physiologische Apparate sind in der Zeit angeschafft worden, wobei der alte Normalcredit von Frcs. 600 nicht immer einzuhalten war, und die academische Gesellschaft öfters mit aushelfen musste. Es wurden aber auch neue räumliche Erweiterungen geplant und während des Jahres 1855 zur Ausführung gebracht. Dies war um so nöthiger, als ausser den zwei oben genannten anatomischen Professoren noch ein dritter, der von Bern berufene Lehrer für vergleichende Anatomie Prof. Rütimeyer in den vorhandenen Räumen arbeiten und lehren sollte, und als, den drei Lehrstühlen für normale, für pathologische und für vergleichende Anatomie entsprechend, auch die Sammlung in drei getrennte Abtheilungen zerlegt werden musste. 1855 folgte auf C. Bruch, G. Meissner und auf diesen zwei Jahre später ich selbst. Ich habe das Glück gehabt, in eine wieder aufsteigende Periode einzutreten, und während der 15 Jahre meiner Amtsdauer sind die Behörden den Bedürfnissen der Anstalt stets fördernd entgegengekommen. Es fallen in diese Zeit die Verbesserung der Prosectorstellung, die sehr wesentliche Erhöhung des Anstaltscredites, sowie die Zuweisung neuer Räume in den Jahren 1860 und 1867. In dieser Periode hat sich aber auch der völlige Neuaufbau der Facultät und die Schaffung dreier klinischer Lehrstellen im Jahre 1865 vollzogen. Dank allen diesen Fortschritten ist die Frequenz stets gestiegen, anfangs langsam, dann aber in den siebziger Jahren sehr

[1] Mit Miescher waren Valentin und Herbst in Frage gewesen. „Einen besseren Physiologen könne man in Deutschland gar nicht finden“, meinte einer der empfehlenden Professoren in Betreff von Herbst.

rasch und sie hat nunmehr eine Höhe erreicht, die nach den früheren Maassstäben gemessen, undenkbar hatte erscheinen müssen.

Trotz der verschiedenen, von der Curatel gewährten Erweiterungen der Anstalt ist die Raumnoth doch immer nur vorübergehend gelindert worden. Das grösste Expansionsbestreben zeigte die unter den Händen ihres energischen Vorstehers so erfreulich heranwachsende vergleichend anatomische Sammlung. Auf das Gebiet der Nachbarsammlungen übergreifend, drohte sie diese im Laufe der Jahre immer mehr zu erdrücken; allein auch die Auditorien und der Praeparirsaal wurden zu knapp und vor allem waren die physiologische Sammlung und der physiologische Arbeitsraum so überfüllt, dass an ein gedeihliches Arbeiten kaum mehr zu denken war. Letztere Schwierigkeit musste besonders störend zu Tage treten, seitdem die unhaltbar gewordene Vereinigung der Anatomie und der Physiologie in einer Hand aufgehört hatte. Die Stellentrennung ist nach meinem Weggange von Basel erfolgt und bei dem Anlasse ist denn auch gerade dieser Punkt den Behörden warm an's Herz gelegt und sind ihnen bezügliche Vorschläge unterbreitet worden. Allein es liess sich vorerst Nichts erreichen, der bei Wegzug des pathologischen Anatomen frei werdende Saal kam der vergleichenden Anatomie zu Gute und eine im Hofe neu erbaute Baracke diente zur Erweiterung des Praeparirsaales. So musste denn allmählich ein Gedanke zur Reife kommen, den wir in früheren Zeiten kaum schüchtern auszusprechen, und jedenfalls nie in seinen vollen Consequenzen auszudenken gewagt haben, der Gedanke des Neubaues von einer den heutigen Anforderungen der Wissenschaft entsprechenden anatomisch-physiologischen Anstalt. Rascher als man hoffen durfte, hat der Plan Gestalt gewonnen und heute stehen wir der frohen Thatsache eines glücklich vollendeten Baues gegenüber. Der Segen dieser Schöpfung wird nicht ausbleiben und sicherlich schon binnen Kurzem in seinen Folgen erkennbar sein.

Noch einmal erlaube ich mir, einige Punkte obiger Darstellung zu recapituliren:

Seitdem vor 342 Jahren Vesal, als der Erste in Basel, Anatomie gelehrt hat, und seitdem, 46 Jahre später, allda ein anatomischer Lehrstuhl begründet worden ist, hat die Wissenschaft selbst und hat die Form des Unterrichtes sehr tiefgreifende Umwandlungen erfahren. An die Stelle der früher üblichen Entwickelung blosser Büchergelehrsamkeit treten zunächst als erste Spur demonstrativen Unterrichtes die öffentlichen Anatomien menschlicher Leichen. Anfangs haben sie den vorwiegenden Charakter von Schauvorstellungen und sie legen denselben auch in den Zeiten nach Vesal nicht ohne Weiteres ab. Eine in Gegenwart von vielem Volk in einer Kirche vorgenommene Leichenöffnung musste sicherlich von allerlei nebensächlichem Gepränge begleitet sein. Immerhin spricht die mehrtägige Dauer solcher Anatomien dafür, dass man es nicht blos beim äusseren Effect hat bewenden lassen. Auch hat wohl bei der langandauernden Handlung, bei welcher der Vortragende alle Gebilde bis auf die Knochen darzulegen versuchte, nur derjenige Theil der Zuschauer bis zum Ende ausgeharrt, dem es mit der Erwerbung von Kenntnissen Ernst gewesen ist. Ein strengeres Gepräge bekommen die Leichenöffnungen von dem Zeitpunkt ab, wo sie in einen besonders erbauten Raum, ein sog. anatomisches Theater verlegt werden, auch kommen jetzt die obrigkeitlichen Verfügungen dazu, dass nicht Jedermann dazu gelassen werde.[1] Eine Anatomie im Jahre erscheint in der Zeit ausreichend für das Bedürfniss des Unterrichtes, und wenn es ihrer zwei sein können, wird dies schon für einen besonders günstigen Umstand angesehen. Mit der fortschreitenden Verfeinerung der anatomischen Kenntnisse tritt vom 17. Jahrhundert ab die Nothwendigkeit ein, für die einzelnen Vorlesungen besondere Praeparate herzustellen, wobei man veranlasst ist, vielfach zu thierischem Material zu greifen. Diese Methode befolgen noch die Lehrer des vorigen Jahrhunderts, und bald macht sich auch das weitere Bedürfniss geltend, sich die oft weitläufigen Arbeiten durch fremde Hülfe, durch Annahme eines Prosectors, zu erleichtern. Allein auch dieser Weg zeigt sich auf die Dauer als unzureichend, denn ein feineres Praeparat lässt sich zuweilen nur durch tage- und durch wochenlange Arbeit befriedigend herstellen, kann dann aber auch bei richtiger Behandlung beliebig lange aufbewahrt werden. Die Herstellung anatomischer Unterrichtssammlungen scheint erst vom vorigen Jahrhundert ab eine gewisse Verbreitung gewonnen zu haben, und, wie wir oben sahen, ist in Basel eine solche Sammlung erst durch Jung geschaffen worden. Gleichfalls nur späteren Datums und in Basel durch Jung eingeführt, ist die Unterrichtsmethode, auf die wir heute mit Recht ein Hauptgewicht legen, die Anleitung der Studirenden zur eigenen anatomischen Arbeit. Wohl bleibt die Vorlesungsdemonstration zu jeder Zeit ein wichtiges Glied des anatomischen Unterrichtes, allein eine sichere anatomische Anschauung und vor Allem eine volle Fähigkeit zur eigenen Beobachtung erhält der Studirende erst dadurch, dass er der Natur selbst gegenübertritt und an ihr seine Sinne und sein Auffassungsvermögen entwickelt.

Viel jüngeren Datums als die sogenannte makroskopische Anatomie ist das mikroskopische Studium der Körperstructuren. Noch sind es kaum 50 Jahre her, seitdem man überhaupt angefangen hat, die Berechtigung des Mikroskopes als eines anatomischen Forschungsmittels allgemein anzu-

[1] Rathsprotocoll vom 16. September 1592: „Pitten die Herrn Doctores Medicinae umb die hinrichtende Weibsperson: „Ist bewilligt, doch dass mit dem Corporell keine Unzucht (i. e. Unfug) geübt und nicht Jedermann dazu gelassen werde.“

erkennen. Während meiner eigenen Studienzeit beschränkte sich an einer der grössten deutschen Universitäten der mikroskopische Unterricht darauf, dass einige Male im Jahre ein Instrument aufgestellt wurde, in welchem die 100 Zuhörer der Reihe nach das vorgelegte Object zu besichtigen hatten. Rasch hat sich dies geändert, mikroskopische Lehrcurse haben sich schon seit den fünfziger Jahren überall eingebürgert und heutzutage verlangen wir von einem jeden Medicin Studirenden, dass er selbständig mit dem Mikroskop umzugehen und auch schwierigere Praeparate nicht nur zu deuten, sondern auch herzustellen wisse.

Die Ansprüche an den Anschauungsunterricht steigern sich auch auf anderen Gebieten von Jahr zu Jahr, indessen mag vielleicht ein Punkt kommen, wo eine gewisse Reaction dagegen eintreten wird. Auch hierin ist nämlich von Seiten des Lehrers, wie von Seiten der Schüler eine gewisse Uebertreibung denkbar und kommt eine solche unzweifelhaft vor. Die letzte Aufgabe wissenschaftlichen Studiums bleibt immer die geistige Beherrschung eines gegebenen Gebietes. Reichliche Anschauungen bieten dazu eine unerlässliche Unterlage, aber dieselben können niemals die geistige Arbeit selbst ersetzen. Wie ein Tourist beim flüchtigen Durchreisen eines fremden Landes mancherlei Bilder und Eindrücke sammeln wird, ohne deshalb einen tiefen Einblick in die Natur des Landes zu gewinnen, so kann auch der mit etwas reger Empfänglichkeit begabte Studirende während seiner Studienzeit gar Mancherlei an sich vorbeiziehen lassen und wohl auch seinem Gedächtnisse einprägen, ohne dass er es jemals zu einer tiefern Bearbeitung seines Stoffes bringt. Nach der Richtung hin hat vielleicht eine vorangegangene Periode strengere Anforderungen an ihre Schüler gestellt, als die unserige, und wird eine spätere die Zügel mit Nutzen wieder straffer anzuziehen haben.

Die oben hervorgehobenen Stufen in der Entwickelung des anatomischen Unterrichts sind für Basel keine anderen gewesen, als für irgend eine sonstige Universität, höchstens haben im Vergleich zu anderen Schulen gewisse Fortschritte hier etwas früher, andere aber etwas später sich eingeleitet. Darüber hinaus bietet nun aber die Geschichte der Basler Medicinschule ihr individuelles, wohl darf man sagen, ihr sittliches Interesse.

Als die Schöpfung einer städtischen Bürgerschaft hat die Basler Universität mit dieser immer in inniger Wechselbeziehung gestanden und ihr Gedeihen ist jeweilen abhängig gewesen von dem in der Bürgerschaft herrschenden Sinn. Grosse Bürger, wie ein Oekolompad,[1] haben der Universität einen freien Geist eingepflanzt; während der Perioden ängstlichen

[1] Ueber die Bedeutung Oekolompad's für die Universität vergl. man insbesondere den schönen Aufsatz von Peter Merian in den *Wissenschaftlichen Mittheilungen der Lehrer der Baseler Hochschule.* Bd. III. S. 9 u. ff.

politischen Lebens aber ist diese in ihrer Haltung und in ihren Bestrebungen darniedergedrückt worden. Die erste Blüthezeit der Universität fällt in die Periode kühn aufstrebenden bürgerlichen Sinnes im 15. und im 16. Jahrhundert. Die berühmten Baslerischen Druckereien führen ausgezeichnete Gelehrte nach der Stadt und bald darauf ist es der frische Geist der Reformation, welcher der Universität einen vor anderen Anstalten hervorleuchtenden Glanz verleiht. Kinder dieser freien Periode, ein Plater, ein Zwinger, ein Bauhin begründen die medicinische Schule und wissen sie während mehrerer Jahrzehnte zu einer der ersten diesseits der Alpen zu gestalten.

Durch das ganze 17. und 18. Jahrhundert hindurch hört die Universität nicht auf, Gelehrte ersten Ranges in ihrer Mitte zu haben, die Familien der Zwinger, der Buxtorf und der Bernoulli sind in der Hinsicht unerschöpflich, auch fehlt es nicht an solchen, welche als Lehrer Hervorragendes leisten und Schüler aus weiter Ferne an sich ziehen. Das Leben der Universität aber als Gesammtanstalt beginnt von früh ab zu sinken und in der Mitte des vorigen Jahrhunderts ist es soweit gekommen, das zwischen Hochschule und Bürgerschaft ein tiefer Riss besteht, den einzelne einsichtige Männer, wie ein Is. Iselin, vergeblich auszufüllen besrebt sind.[1] Wohl hat in dieser Zeit die Einführung des Looses der Universität einen unberechenbaren Schaden zugefügt, allein noch mehr krankt die letztere an inneren Uebeln, an einer Verdrossenheit ihrer Mitglieder und an deren Sucht, sich hinter die formellen Seiten ihrer Stellung zu verschanzen. So erstirbt denn mit dem Jahrhundert die alte Universität und als eine neue Schöpfung, von neuem Geiste beseelt, erhebt sich vom Jahre 1818 ab jene Anstalt, auf deren frische Entwickelung, ich oben hinzuweisen Gelegenheit gehabt habe. In ihr wächst auch die medicinische Facultät bald als lebensfähiges Glied heran und erfreut sich eines rasch sich entfaltenden Gedeihens. Von den zwanziger Jahren an hat die Universität, trotz der durch die Wirren bedingten Störungen, ihre Verbindung mit der Bürgerschaft nie mehr aufgegeben. Ihre Lehrer, einheimische sowohl, als von auswärts berufene haben sich am bürgerlichen Leben reg betheiligt, sie haben amtliche und freiwillige Verpflichtungen mit übernommen und wo es die Verhältnisse mit sich brachten, haben sie sich nie gescheut, ihre Kenntnisse auch dem allgemeinen Besten zur Verfügung zu stellen. Die trefflichen Männer, die während der dreissiger und vierziger Jahre an der Universität gewirkt haben, sie haben nicht allein persönlich die allgemeinste Achtung besessen, sondern sie haben durch ihre persönliche Eigenschaften auch die

---

[1] Man vergl. Ochs, a. a. O. Bd. VII. S. 594. — Isak Iselin, Unvorgreifliche Gedanken u. s. w.

Werthschätzung der Anstalt, der sie angehörten, mehr und mehr gehoben. So ist denn diese Zeit äusserlicher Dürftigkeit für die Universität zu einer Periode folgereicher Entwickelung geworden und es haben sich bei der Wiederkehr besserer Verhältnisse bald die Männer aus der Bürgerschaft gefunden, welche für die Hebung der Universität mit Begeisterung eingetreten sind und sie mit Erfolg durchgefochten haben. Die medicinische Facultät hat von den Vortheilen der neuen Entwickelung ihren reichen Antheil bekommen und auch sie hat dabei die Früchte geerntet von einem Jahrzehnte langen unverdrossenen Wirken ihrer älteren Vertreter.

Anhang.

Verzeichniss der Professoren der Anatomie in Basel.

1)	Caspar Bauhin . . .	1589—1614	ad profess. praxeos transiit.
2)	Thomas Plater . . .	1614—1625	„ „ „ „
3)	Joh. Jac. a Brunn .	1625—1629	„ „ „ „
4)	Joh. Casp. Bauhin .	1629—1660	„ „ „ „
5)	Hieronymus Bauhin .	1660—1665	„ „ theorices „
6)	Joh. Rud. Burckhardt	1665—1667	„ „ „ „
7)	Joh. Heinrich Glaser	1667—1675	+
8)	Jacob Rot	1675—1685	„ „ „ „
9)	Nicolaus Eglinger. .	1685—1687	„ „ „ „
10)	Joh. Jac. Harder . .	1687—1703	„ „ „ „
11)	Theodor Zwinger . .	1703—1711	„ „ praxeos „
12)	Joh. Heinr. Stähelin .	1711—1721	+
13)	Rud. Zwinger . . .	1721—1724	„ „ „ „
14)	Joh. Rud. Mieg . . .	1724—1732	„ „ theorices „
15)	Emmanuel König . .	1732—1733	„ „ „ „
16)	Daniel Bernoulli . .	1733—1751	„ „ physices „
17)	Friedr. Zwinger . .	1751—1754	„ „ theorices „
18)	Joh. Rud. Stähelin .	1754—1776	„ „ „ „
19)	Werner de Lachenal.	1776—1798	giebt die Anatomie ab
20)	Carl Friedr. Hagenbach	1798—1808	ad profess. theorices
21)	Joh. Rud. Burckhardt	1808—1824	„ „ praxeos
22)	Carl Gustav Jung . .	1822—1850	zur klinischen Professur
23)	Friedrich Miescher .	1837—1844	nach Bern berufen
24)	Alexander Ecker . .	1845—1849	„ Freiburg berufen
25)	Carl Bruch	1851—1855	„ Giessen berufen
26)	Georg Meissner . .	1855—1857	„ Göttingen berufen
27)	Wilhelm His. . . .	1857—1872	„ Leipzig berufen
28)	C. E. E. Hoffmann. .	1872—1877	+
29)	Julius Kollmann . .	1878	

Die Professur der Anatomie ist von Anfang ab mit derjenigen der Botanik verbunden gewesen, und diese Verbindung hat sich bis auf Prof. J. R. Burckhardt (Nr. 21) erhalten. Jung ist zunächst als Professor der Anatomie, Chirurgie und Geburtshülfe berufen worden; Miescher als Professor der Physiologie. Dieser hat indessen weiterhin den anatomischen Unterricht mit übernommen und ebenso Ecker. Schon 1846 giebt Jung seine Demission als Anatom ein, dieselbe wird abgelehnt und er wiederholt dieselbe noch einmal im Jahre 1850. Von da ab sind Bruch, G. Meissner und ich selbst als Professoren der Anatomie und Physiologie angestellt worden. Diese Verbindung ist 1872 gelöst und zu meinem Nachfolger in der Anatomie C. E. E. Hoffmann, in der Physiologie F. Miescher jun. ernannt worden. Nach dem Gesagten ist es verständlich, weshalb in obiger Tabelle der für Jung angegebene Zeitraum auch die für Miescher und Ecker verzeichneten Jahre umfasst.

Vorschläge zur Reorganisation der medicinischen Facultät aus dem vorigen Jahrhundert.

Aus dem vorigen Jahrhundert liegen im medicinischen Archiv zwei ziemlich gleichlautende Actenstücke, von denen eines als von Dan. Bernoulli herrührend überschrieben ist, vom Jahre 1751. Das andere, ohne Datum und Unterschrift, hat denselben Gedankengang und theilweise denselben Wortlaut, ist indess von anderer Hand und stellt sich als Eingabe der medicinischen Facultät an die Regenz zu Händen der oberen Behörden dar.

Letzteres Schreiben beginnt mit der Bemerkung, vor 50—100 Jahren seien weit mehr Studenten und Promotionen bei uns gewesen; seitdem seien manche neue Universitäten mit Studienzwang für die Landeskinder entstanden, die zum Theil der Neuheit halber auch Schweizer anzögen. Auch hätten die Mediciner anderwärts, besonders in Strassburg, mehr Gelegenheit zu sehen und zu lernen (in chem., anat., oper. chir. et obstet.). Ohnedem zehre (so verstehe ich den Satz) die alte Liebe und Achtung der Mitbürger für die Universität ab.

Manches sei bei uns nicht zu ändern, indess müsse man doch das Möglichste thun:

1) müssten sich die Professoren recht Mühe geben, jedes Jahr durch ein Programm die Studenten einladen, eine Einleitungsvorlesung halten und, wenn 4 Studenten kämen, ihnen à 3—4 Neuthaler per Zuhörer halb-

jährlich Colleg lesen, auch müssten die Ferien so eingerichtet werden, dass sie nicht zu oft die labores unterbrächen;

2) sollten wieder monatliche Disputationen eingerichtet werden;

3) sollte jährlich eine öffentliche Promotion gehalten werden, was indess die Mediciner der grossen Kosten halber nicht gerne thäten. Andere sehr besuchte Universitäten, wie Leiden und Strassburg, hätten übrigens die Formalitäten nicht;

4) sollte jährlich ein ordentlicher Sections- und anatomischer Demonstrationscurs mit chirurgischen Operationen in Uebung gebracht werden. Man brauche dazu nicht vieler, sondern nur ein paar Leichen, der grosse Albin hätte in Leyden jährlich auch nur ein paar Leichen gehabt und mehr Studenten als die Strassburger mit ihren vielen Cadavern. Auf Fleiss und gute Einrichtung komme soviel an, als auf die Cadaverzahl. Die grossmüthige zeitweilige Gewährung eines Prosectors dürfte vielleicht von Nutzen sein und mehr Studenten beiziehen. Der Professor der Physik könnte übrigens auch für die Mediciner wirken, durch Lesen bezüglicher Collegien;

5) Unterricht in Chemie und Geburtshülfe könnte bei uns durch unbezahlte Extraordinarii oder durch Privatdocenten gegeben werden;

6) wird mehr Freiheit in Erlangung von Cadavern zu anatomischen und pathologisch-anatomischen Zwecken gewünscht; das Spital dürfe schon entgegenkommend sein, da ja die Facultät seit 1612 für Behandlung der Kranken sich aufgeopfert habe;

7) meinen einige Mitglieder, man solle den Schweizern geringere Promotionskosten u. dergl. gewähren, dies werde aber die Fremden verstimmen und abschrecken, es sei besser, bei Gesandtschaften und in Handelsbriefen unsere lieben Eidgenossen zu veranlassen, dass sie uns nicht nur arme Studenten in unsere Collegien senden, sondern auch andere, die um ihr Geld zehren und studiren, oder wenigstens bei uns promoviren. Es werde auch die eidgenössische Verbindung fördern, wenn die Schweizer hier studirten; wir hätten ja berühmte Gelehrte und die, die hier studirt hätten, seien in Examinibus oft besser bestanden, als die anderwärts studirt hätten;

8) sollten die Philosophen veranlasst werden, den Pönalismus aufzuheben, da diese Gebühr Manchem schwer falle;

9) wäre gut, wenn fremde Candidaten und Licentiaten könnten gratis zum Musiksaal gehen u. dergl.

10) sollten ähnlich wie an anderen Orten Stifte und Alumneen für Studirende angelegt werden. Es wären auch den Studenten gewisse Corporativ-

rechte zu geben und gewisse academische Grade gratis zu ertheilen. Endlich könnte auch Jemand die Geschichte der Universität schreiben und mit der Universitätsverfassung drucken lassen und verbreiten.

Ganz ähnliche Vorschläge, nur in etwas anderer Ordnung, macht Prof. Dan. Bernoulli; sein Schreiben schliesst, mit offenbarem Hinblick auf die Stellenbesetzung durch das Loos, also:

„Was aber den Verfall unserer Universität in Ansehung unserer einheimischen Constitution betrifft, so ist es leicht, die Ursache dieses Verfalles einzugestehen; ebenso leicht wäre es, die Mittel anzuzeigen, wie derselben wieder aufzuhelfen wäre. Da aber diese Mittel unserer gegenwärtigen Denkungsart gar nicht angemessen sind, so möchte es wohl überflüssig sein, derselben Meldung zu thun. Das Bedauerlichste ist, dass nach einer Zeit von etlichen und zwanzig Jahren nicht mehr geholfen werden kann. Unsere Stadt besitzet noch Gelehrte, um eine der berühmtesten Universitäten in der Welt zu formiren, aber es ist zu zweifeln, ob man nur wird die gemeinsten Schulen mit tüchtigen Präceptoren mit der Zeit besetzen können."

Dr. Wybert über Jung's Wirken als Anatomielehrer.

„Mit Jung's Erscheinen trat eine neue Aera für die medicinische Facultät ein. Er ordnete das Vorhandene, liess die nöthigen baulichen Einrichtungen vornehmen, einen anatomischen Hörsaal und Secirsaal einrichten, sorgte für die nöthigen Praeparate, indem er sich auf erlaubte und unerlaubte, oft abenteuerliche Weise Cadaver zu verschaffen wusste. Die Arterienpraeparate stammen grösstentheils von ihm her. Er legte den ersten Grund zu einem anatomischen Cabinet, fügte demselben die Gall'sche (i. e. Rohrdorf'sche) Schädelsammlung und ein von Vesal herrührendes, noch in Bruchstücken vorhandenes Skelet, welche auf dem Museum aufbewahrt waren, bei. Hr. Dr. Welti von Solothurn wurde als Prosector angestellt und Prof. Jung arbeitete selbst Sonntags Nachmittags im Secirsaale. So geschah es, dass, als ich im Jahre 1826 als Stud. med. die Vorlesungen besuchte, bereits ein ordentliches Cabinet vorhanden war. Sein enormes Talent als Lehrer zog bald Schüler herbei und diejenigen Baseler Söhne, die sich dem medicinischen Studium widmen wollten, zogen es vor, in Basel ihre ersten Studien zu machen. So hatte er bald einen Kreis von 8—10 Zuhörern, die alle mit Liebe und grosser Verehrung an ihm hingen und denen auch er mit Liebe zugethan waren.

In den zwei Jahren, so ich in Basel studirte, docirte er: Encyklopädie und Methodologie der Medicin, Allgemeine Anatomie nach Bichat, Specielle Anatomie, Anthropologie, Physiologie, Chirurgie, Geschichte der Medicin, — er leitete mit dem Prosector die Secirübungen und hielt Repetitorien über Anatomie.

Jung's Wirken war ein segensreiches und Alle, die seine Vorlesungen besucht haben, erinnern sich mit Liebe und Dankbarkeit an ihn und an alles das, was sie durch seine rastlosen Bemühungen erlernt haben. Als ich Basel im Jahre 1828 verliess, war das anatomische Cabinet schon so weit gediehen, dass es jeder der kleineren Universitäten Deutschlands an die Seite gestellt werden konnte, ja einige im Einzelnen noch überragte."

Haller's anatomische Demonstrationen in Basel.

Das S. 9 erwähnte Manuskript der Basler Bibliothek, welches Hr. Oberbibliothekar Dr. L. Sieber mir zur Einsicht zu senden die Güte hatte, heisst:

Clarissimi Viri Alberti Halleri Doctoris Medici Bernensis Anatomicae Recensiones Cadaverum, hiemalibus mensibus 1728/1729 dissectorum. Emmanuelio König Doct. Med. 1729

Dasselbe umfasst, ohne den sehr detaillirten Index, 227 geschriebene Quartseiten und es sind ihm zwei Federzeichungen eingeklebt. Im Ganzen wird über 71, an fünf Leichen vorgenommenen Demonstrationen berichtet. Die Leiche 1 (7 Demonstrationen) wird zur Betrachtung des Gehirns und seiner Gefässe, zu derjenigen der Venensinus der Dura mater und zur Demonstration der Bauch- und der Brustorgane benutzt. An der zweiten Leiche (22 Demonstrationen) werden die Sinnesorgane, das Auge nebst dem sonstigen Inhalt der Augenhöhle, das äussere und das innere Ohr, die Mund- und die Nasenhöhle, sowie die vollständige Anatomie des Halses durchgenommen. Die dritte und die vierte Leiche (zusammen 39 Demonstrationen) dienen zu einer sehr eingehenden Behandlung aller Körpermuskeln. Ausserdem sind an der vierten Leiche die Carotis und die V. jugularis mit Wachs injicirt und in ihre Verzweigung verfolgt worden. Dabei wird eine sorgfältige Anatomie der am Hals und in der Brust befindlichen Nerven gegeben und an einer fünften Leiche (3 Demonstrationen) werden auch die sympathischen Geflechte des Unterleibes behandelt. Einzelne Gebiete, wie die Gesichtsmuskeln, das Gehirn und vor allem die Baucheingeweide kommen bei diesen Demonstrationen wiederholt an die Reihe. Mit Ausnahme von gewissen Details der Nerven- und der Gefässausbreitung giebt der Demonstrationscursus eine ziemlich vollständige Anatomie der Weichtheile. Am Rande des Manuskriptes finden sich zahlreiche Hinweise auf die Eustachischen Tafeln und auf sonstige Litteratur. Einige wenige Demonstrationen sind von Haller's Freund Gessner ertheilt worden.

Das untere Collegium.[1]

Das untere Collegium, ursprünglich Privatbehausung der Familien Schaler und Zibol, besteht seit früher Zeit aus einem oberen und einem unteren Flügel, die durch einen, über fünf Bogen sich erhebenden Mittelbau mit einander verbunden sind. Jetzt umfasst das Gebäude auf der Rheinseite ein Parterre und drei Stockwerke, in früherer Zeit waren nur zwei wirkliche Stockwerke vorhanden und die auf alten Zeichnungen sichtbaren

[1] Beistehendes Bild ist nach einer im Besitz von Hrn. Prof. Miescher (Vater) befindlichen Radierung. Letztere muss ungefähr aus dem Jahre 1850 stammen. Die dritte Etage des Mittelbaues ist bereits vorhanden, sie scheint in den vierziger Jahren unseres Jahrhunderts aufgesetzt worden zu sein.

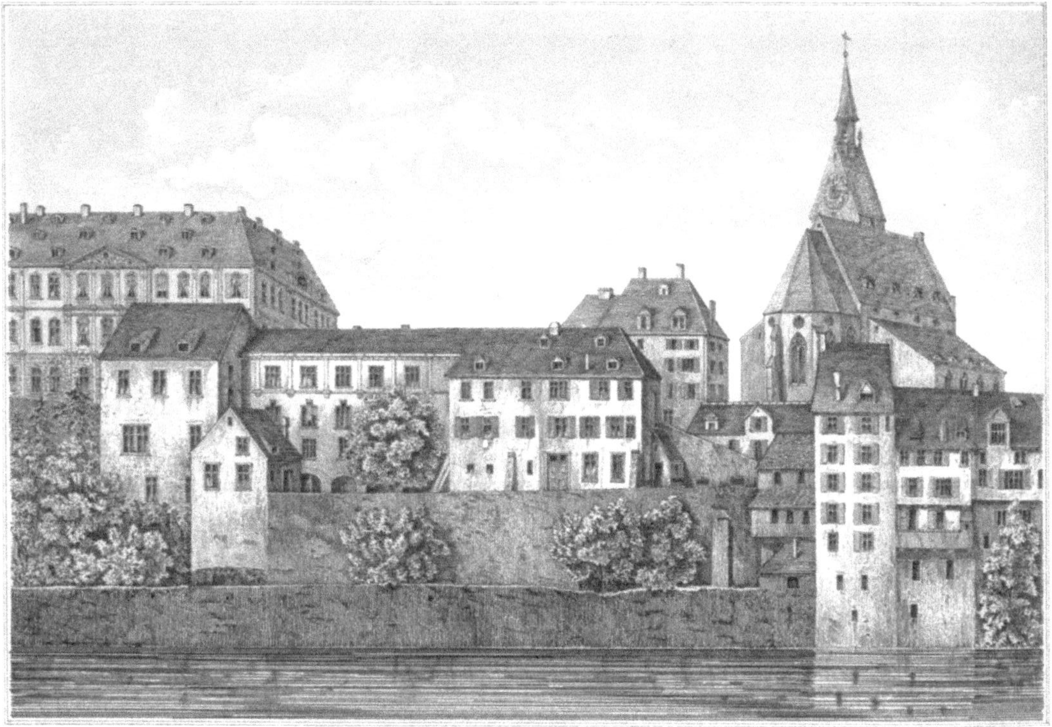

Das untere Collegium in Basel
um das Jahr 1850.

obersten Fenster gehörten dem Estrich, bez. den Bodenkammern an. Das Haus enthält bei seiner geringen Tiefe bloss nach der Rheinseite hin eine Zimmerreihe, auch ist die Rückseite desselben an den Berg angebaut und nur im Bereiche der beiden oberen Stockwerke frei. Das obere, im Jahre 1860 (anlässlich des Jubiläums) aufgesetzte Stockwerk enthält die Auditorien der theol. jurist. u. philos. Facultät; im zweiten Stock des Unterflügels befinden sich das Senatszimmer und die Pedellenwohnung, alle übrigen Theile des Gebäudes sind seit 1867 von den drei Abtheilungen der anatomischen Anstalt in Beschlag genommen gewesen. Der obere Flügel enthält im Souterrain den Leichenkeller, im Parterre das Prosectorzimmer und den Praeparirsaal, im ersten Stocke die Sammlung für normale Anatomie, im zweiten Stocke das physiologische Arbeitszimmer und Auditorium. In der ersten und zweiten Etage des Mittelbaues befindet sich zur Zeit die vergleichende anatomische Sammlung, im Parterre des Unterflügels das anatomische Auditorium nebst einem Arbeitszimmer, im ersten Stocke drei Arbeitszimmer und die Anatomiedienerwohnung. Als Jung in die Facultät eintrat, war von allen diesen Räumen nur das Parterre des Unterflügels der Anatomie zugetheilt gewesen, der Rest ist in den Jahren 1823—1867, theils von Jung selbst, theils von dessen Nachfolgern, mit hinzugenommen worden.

Der alte Merian'sche Stadtplan vom Jahre 1615[1] zeigt ausser dem jetzt noch bestehenden Gebäude einen Complex daran anstossender kleinerer Häuser. Eines derselben liegt jenseits vom jetzigen Oberflügel und unzweifelhaft ausserhalb des dem Collegium gehörigen Areales. Das andere dagegen ist ein ziemlich ansehnlicher, Capellen- oder Gartensaal ähnlicher Bau, der unmittelbar über der Rheinmauer sich erhebt. Dieser Bau könnte als die domuncula posterior Collegii inferioris zu deuten sein, welcher laut dem Facultätsbuche im Jahre 1588 der medicinischen Facultät zur Errichtung eines anatomischen Theaters überlassen, von dieser aber das Jahr darauf zurückgegeben worden ist. Anderentheils sprechen manche Angaben dafür, dass sich in diesem über der Rheinmauer liegenden Bau bis zum Jahre 1648 die Universitätsbibliothek befunden habe. In Beck's deutscher Bearbeitung der Wurstisen'schen Epitome heisst es nämlich, dass bis 1648 die Bibliothek im unteren Collegium sich befunden habe, und dass sie translocirt worden sei, indem kurz vorher oberhalb des Collegiums ein grosses Stück Mauer vom Rhein weggenommen wurde. Der Theil des Collegiums, in dem die Bibliothek sich fand, habe damals unter Wasser gestanden.[2] Von einem eingefallenen Hause in dieser Gegend spricht auch

---

[1] Copirt im *Baseler Neujahrsblatt* von 1880.

[2] Man vergl. auch Peter Merian, *Festschrift zur Einweihung des Museums.* Basel 1849. S. 8, der von dem dicht am Rhein gelegenen, baufällig gewordenen Local der Bibliothek spricht.

das medicinische Facultätsbuch von 1643: „Occasione litis ob hortum, Collegio inferiori prope auditorium medicum contiguum, in Sen. acad. decretum, ut et illam areolam horto suo proximam, ubi olim pedellorum domuncula, nunc collapsa, erat sita, Academiae restituat.“ Ich muss es sachkundigen Localforschern überlassen, die verschiedenen Angaben mit dem, was der Merian'sche Plan besagt, in Uebereinstimmung zu bringen. Soviel scheint jedenfalls sicher, dass um die Mitte des 17. Jahrhunderts die alten Gebäude an dieser Stelle verschwinden, wogegen in den Büchel'schen Stadtzeichnungen vom Jahre 1743 und 1761 an deren Stelle ein kleines Haus mit einem gegen den Rhein gekehrten Giebel steht, offenbar dasselbe, das erst 1855 beseitigt worden ist und in dem sich von 1824 ab die anatomische Küche und die zwei Arbeitszimmer der Professoren befunden haben. Was dies kleine Haus Anfangs für einen Zweck hatte, weiss ich nicht zu sagen, in einem Regenzprotokolle vom Jahre 1824 wird dasselbe als „Wachtstube“ bezeichnet.

Das alte Bauhin'sche Theatrum anatomicum hat sich nun im Parterre des unteren Flügels des Hauptgebäudes befunden, und zwar an dessen der Rheinbrücke zugewendetem Ende. Der Raum hatte bis 1589 als Schulraum des von der Universität errichteten Pädagogiums gedient und war frei geworden, nachdem letzteres mit dem Gymnasium „auf Burg“ war verbunden worden.[1] Das Theatrum ist offenbar bis 1824 völlig unverändert geblieben, sein Licht hat es, wie auch auf dem Merian'schen Stadtplan zu sehen ist, durch ein paar hochgelegene Fenster erhalten. Bis auf Jung's Zeiten war dasselbe ungedielt, und als Prosectorzimmer diente ein enger, dunkler und unheizbarer, an dasselbe anstossender Raum. Jung hat das alte Theatrum erweitern und mit Boden und ordentlichen Sitzen versehen lassen. Durch Besitzergreifung von dem kleinen Haus über der Rheinmauer verschaffte er sich sodann ein Arbeitszimmer nebst Leichenkammer und Küche.

Die Etagen über dem Theatrum anatomicum sind wohl in älterer Zeit von Wohnungen eingenommen gewesen. Lange Zeit hindurch hat sich im unteren Collegium noch eine Bursa befunden. In den vierziger Jahren unseres Jahrhunderts waren in der zweiten Etage des unteren Collegiumflügels die Classen des Pädagogiums. Die erste Etage enthielt die Wohnung des Pedell Scholer, auch befand sich allda das Carcer.

Der Mittelbau, der unten offene Bogen hat, enthielt früherhin in der ersten Etage einen grossen Vorraum, der erst im Jahre 1843 zur anatomischen Sammlung gezogen worden ist. Der darüber befindliche Saal war

[1] Ueber das Eingehen des Pädagogiums ist zu vergl. Fechter, *Geschichte des Schulwesens in Basel bis 1589. Schulbericht vom Jahr 1837.* Man vergl. auch die im Hofe des Gymnasiums eingemauerte Inschrift. Rector war zu der Zeit, wie wir früher sahen, Felix Plater.

im vorigen Jahrhundert das philosophische Auditorium, zur Zeit meiner Schuljahre war derselbe Senatszimmer bez. Examensaal für das Pädagogium. Es ist dieser Saal 1860 der pathologisch-anatomischen Sammlung und nach deren Umzug im Jahre 1880 der vergleichenden anatomischen Sammlung überwiesen worden.

Der obere Flügel des Collegiums ist kürzer, als der untere, und hat nur drei, allerdings breite Fenster in seiner Front. Ueber seine Verwendung im vorigen Jahrhundert meldet uns Beck:[1] „Der unterste Hörsaal[2] wird von den Aerzten gebraucht, welche nicht weit davon ihr Theatrum anatomicum haben, oben darauf ist der Juristenhörsaal, welcher wegen seiner Grösse auch zu Disputationen und Promotionen gebraucht wird, auf diesem steht der grössere Hörsaal der Aerzte, dessen man sich im Sommer bedient, darinnen befinden sich die von Wurstisen gemeldeten Beingerippe (von Vesal und Plater), daneben der Weltweisen Hörsaal." Die Theologen hatten damals ihr Auditorium im Augustinerkloster.

Beim Beginn von Jung's Amtsthätigkeit war das Auditorium hibernum unbenützt und Jung liess nun in demselben den Praeparirsaal einrichten. In einen daneben befindlichen Raum verlegte er anfangs die Sammlung. Als aber nach zwei Jahren diese keinen Platz mehr hatte, liess er sich den im ersten Stock liegenden alten juristischen Hörsaal als Sammlungsraum geben. Dagegen konnte die Regenz um so weniger einwenden, als man im gleichen Jahre 1827 das alte, im zweiten Stock liegende Auditorium medicum aestivum hatte halbiren, heizbar machen und für die juristische und philosophische Facultät einrichten lassen. Nach 1860 befanden sich in den beiden Zimmern zwei Pädagogiumsclassen und 1867 erhielt ich sie als physiologisches Auditorium und als Arbeitszimmer.

Eine besondere Episode in der Geschichte des unteren Collegiums bildet die Zeit, da man im Jahre 1813 dasselbe als Einquartirungslocal benutzt und sogar vor dem juristischen Auditorium eine besondere Soldatenküche eingebaut hat. Es wurde zwar von Seiten der Universität hiergegen protestirt, aber es half Nichts; die betreffende Küche wurde erst 1818 wieder entfernt. Während dieser Zeit sind auch die Skelete, die von Vesal und Plater herrühren, verdorben worden.

---

[1] In der Bearbeitung von Wurstisen's Epitome 1757.

[2] Das Auditorium, das sogenannten Audit. medicum hibernum ist 1727 von der medicinischen Facultät, bez. von R. Zwinger beansprucht worden als ein alter seit Jahren unbenützter Platz, der ohne grosse Kosten zum Winterauditorium herzurichten sei. Das Auditorium scheint man zwar eingerichtet, aber kein Holz angewiesen zu haben, denn 1730 erfolgt eine sehr inständige Supplication der Studenten an den Rath, die um Bewilligung von Holz bitten.

Zur Erinnerung an C. G. Jung.

Von

Wilhelm His.

Der Charakter des vorigen Aufsatzes bringt es mit sich, dass Jung nur in seiner Eigenschaft als Lehrer der Anatomie und als Begründer der anatomischen Anstalt behandelt werden konnte. Der Aufsatz bliebe indessen Stückwerk, dürfte ich nicht noch einmal auf Jung zurückkommen und des edlen, von Geist und von Humor sprühenden Mannes gedenken, dessen Persönlichkeit einen Jeden gefesselt hat, der ihm in Leben nahe getreten ist.[1]

Carl Gustav Jung wurde als Sohn des Medicinalrathes Franz Ignaz Jung in Mannheim am 7. September 1794 geboren.[2] Nach Besuch des Mannheimer Lyceums, unter der trefflichen Leitung Nüsslin's, bezog er 1813 die Universität Heidelberg, um Naturwissenschaften und Medicin zu studiren. Schon im November 1816 erwarb er den Doctortitel summa cum laude, zu welchem Anlass er eine Dissertation de evolutione corporis humani eingereicht hat. Das Jahr darauf trat er eine wissenschaftliche Reise durch Deutschland an, kam nach Berlin und fand da nach seinem eigenen Ausdruck, in dem Reimer'schen Hause seine geistige Heimath. Ueber diese Periode darf ich die Schilderung eines Freundes sprechen lassen: „Wir hatten beide in Heidelberg von 1815 an zusammen studirt, ohne uns näher zu kommen, obgleich wir viele gemeinschaftliche Freunde hatten und in Fries unseren grossen Lehrer der Philosophie verehrten. Der hohe Jüngling mit den schönen Angesicht war mir öfter auf-

[1] Die in obiger Mittheilung benützten Notizen verdanke ich grösstentheils Hrn. Prof F. Miescher (Vater), der dieselben schon vor längerer Zeit zum Zwecke eines Nekrologes gesammelt hatte.

[2] Jung's Vater lebte von 1759—1831 und war Arzt am Markgräfischen Hofe, später Leibarzt der Grossherzogin Stephanie; die Mutter, eine geb. Ziegler, von 1770 bis 1818, war Tochter eines kurpfälzischen Majors.

gefallen und auch er hatte mich bemerkt. Erst das Wartburgfest brachte uns zusammen. . . . Jung kam ein Jahr früher als ich nach Berlin und fand bald im Reimer'schen Hause eine wahre Heimath. Er war in Stadt und Haus und in vielen befreundeten Kreisen ganz heimisch, als ich durch ihn, scheu und verschüchtert, da eingeführt wurde und selbst bald so liebevoll empfangen, unterstützt und berathen mich fand, wie mir's nie zu träumen eingefallen wäre. . . . Jung und ich wohnten zusammen in einem grossen Zimmer des sogenannten Sacken'schen Palais, nach dem grossartigen, viel von Freunden des Hauses besuchten Garten hinaus und vertrugen uns brüderlich. Jung war schon wie ein Kind des Hauses, ich ward es nach und nach durch ihn. Wir lebten ohne Noth und Sorge unseren Studien. Vater Reimer hob uns über unsere Aengstlichkeit empor und wir empfanden, das sei ihm kleine Gabe. Seine würdige Gattin sorgte, ohne dass man es merkte, auch für das Kleinste, das man nicht vermisst hätte, mit immer gleicher Heiterkeit und Seelenreinheit. Die aufblühenden Söhne und Töchter und zwei thätige und sorgsame Tanten belebten das Familienleben. Die Beziehungen zu vielen verwandten Familien und hochgestellten Persönlichkeiten der Hauptstadt, zahlreiche interessante Gäste in einer Donnerstagsgesellschaft, wo aus verschiedenen Lebenskreisen Staatsmänner, Gelehrte, Officiere und Studierende kamen und gingen, boten reiche Belehrung und Unterhaltung. So erfrischt und gehoben konnte man mit ganzer Seele seinen Studien obliegen. Die Hauptstadt, die Universität, Bibliothek und Kunstsammlungen boten soviel schon damals. Jung trieb besonders seine medicinischen und physikalischen Studien. Sein Ziel lag weit und gross vor ihm. Er war an der Kriegsschule als Lehrer angestellt und gab seine Stunden mit gewissenhaftem Eifer. Als ich ankam hatte er noch eine im Laboratorium durch Knallsilber verwundete Hand. Mit dem nachher so berühmt gewordenen Professor Mitscherlich den wir beide noch von Heidelberg her kannten, kamen wir in seiner chemischen Küche oft zusammen und es fehlte nie an Rath und Aufmunterung. Ausserdem hörten wir zusammen Collegien bei F. A. Wolff, dem Mathematiker, bei Fischer (über Physik) und besonders auch bei Schleiermacher (über Ethik und Psychologie). Auch hospitirten wir zuweilen bei Hegel, dessen ganze Lehre und Dialektik wir als geistreiche Irrlehre ansahen, womit der Minister Altenstein Preussen und Europa zu erleuchten und gesund zu machen gedachte. Wie weit die künstliche Tollheit gehen würde und wie sie alle Lehrgegenstände, Religion und Lebensansicht verwirren sollte, konnte man damals schwer voraussehen; wir sahen nur den Anfang. Waren auch die Turnplätze geschlossen, so besuchten wir Jahn und Eiselen und ihre jungen Freunde doch häufig und lernten auch in der Schwimmschule des Generals Pfuel, so weit auch der Weg war, mit Eifer schulmässig schwimmen.

Jung besuchte dabei das anatomische Theater und verschiedene Spitäler und freute sich bei seinen medicinischen Studien, so viel ich mich erinnere, vorzüglich des Geh. Oberstabsarztes Rust, mit dem er aber nicht immer ganz einverstanden zu sein schien. Unser gastliches Haus brachte uns mit vielen ausgezeichneten Gelehrten und Staatsmännern in Berührung, besonders mit de Wette und Schleiermacher. Mit de Wette verband uns Beide die kritische Philosophie unseres grossen Lehrers Fries und wir zwei Jüngeren verhandelten viel über dessen mathematische Naturphilosophie und ihr Verhältniss zu den Naturwissenschaften überhaupt. Doch zog unseren Jung weniger die schulgerechte, strengmathematische Form der Wissenschaft, die er zu verstehen sich eifrig bemühte, als die grossen Blicke der Kenner der Thatsachen, eines Haller, Rudolphi und Alexander v. Humboldt an. Schleiermacher sahen wir fast täglich, da er in demselben Haus und Garten wohnte, meist mit de Wette zusammen und nahmen an ihrer geistreichen Unterhaltung Theil. Da nun auch L. Tieck einige Sommermonate bei Reimer's wohnte und beim gemeinschaftlichen Frühstück sich in heiterer Unterhaltung gehen lies, so war dies ein Genuss, den wir uns nicht entgehen liessen. Auch verfehlten wir nicht, jeden Sonntag in der Dreifaltigkeitskirche mit der Familie Schleiermacher's Predigten zu hören — eine wahre Seelenspeise; denn eine geistliche Beredsamkeit wie diese, schlicht, einfach und doch so tief und eindringend war uns noch nicht vorgekommen. Auch war diese Seelenberuhigung sehr nöthig, da auch in den jugendlichen Kreisen die Unterhaltung sehr aufgeregt war und alle Gegensätze sich grell und ungestüm aufthaten, alter Bibelglaube wie er innig aber verworren in unseres alten Freundes, des Gardehauptmannes von P. . . . . Reden sich aussprach und philosophische Religionslehre, die bloss geistig construirte, Haller'sche geschichtliche Entwickelung und politische Reform im Geist von Stein, Hegel'sche und Schleiermacher'sche Dialektik, Jahn's turnerische Schlagworte und vornehmes Abweisen so rohen Gebahrens u. s. w. Viele fielen ab von der kleinen Gemeinde der Treuen, die in herzlicher Erinnerung der grossen Zeit der Erhebung ohne Selbstsucht zusammen standen und sich nicht irren liessen durch den massenhaften Abfall der der herrschenden Partei und ihren kleinen Interessen dienenden. Doch war es ein heiteres Zusammenleben; wir sahen gute Theaterstücke und machten Fahrten nach dem Kreuzberg und dem Grunewald. Jung war die Seele unserer Gesellschaft, fast immer guter Laune und reich an wunderlichen gesunden Einfällen. Da wurden wir, ehe der Sommer 1819 zu Ende ging, plötzlich verhaftet und unsere Papiere mit Beschlag belegt, wir zwei mit vielen andern. Nach fünfthalb Monaten wurde ich von der Kgl. Immediatuntersuchungskommission entlassen, dann nach einigen Wochen wieder kriminell eingezogen, ohne zu erfahren, warum und wofür. Ich ward aus Preussen verbannt. Jung blieb länger in Haft, doch war der Ausgang derselbe. Die Reimer'sche Familie bot uns beiden den rettenden Hafen. Im Sommer 1820 holten Vater Reimer, de Wette, Fernow, Jung und mehrere jüngere Freunde mich von Erlangen auf eine Reise nach Baiern, Tyrol und die österreichischen Hochlande, wo wir alles überstandene vergassen und neuen Lebensmuth fanden. Jung ging dann nach Paris, ich nach Frankfurt."

Dem obigen lebensvollen Bilde ist wenig beizufügen. Neben der Stellung als Lehrer der Chemie an der Kriegsschule, hatte Jung auch eine Assistenzarztstelle bei Generalarzt Rust erhalten. Seine so viel versprechende Entwickelung wurde aber, gleich der von unzähligen anderen Jünglingen aus jener Zeit, durch die politische Reaction zerschnitten. Jung wurde gefänglich eingezogen und nach 13monatlicher Criminalhaft in der Hausvogtei, ohne Urtheil wieder entlassen. Erst 14 Jahre später hat er auf wiederholtes Andrängen hin vermocht einen Urtheilsspruch zu erlangen und dieser lautete freisprechend.[1]

Jungs wissenschaftliche Laufbahn in Deutschland war nunmehr vorbei. Zwar wurde er durch die akademischen Behörden in Freiburg zum Prof. extraord. für Chemie erwählt, allein das Karlsruher Ministerium cassirte die Wahl, und nun ging Jung im Juni 1821 nach Paris, wo er sich der besonderen Theilnahme von Al. v. Humboldt zu erfreuen hatte. Er besuchte die Kliniken, sowie die anatomischen Anstalten und erwarb sich dort sehr bald die Achtung der französischen Collegen. Humboldt's und Brechet's Empfehlungen haben Jung den Weg nach Basel eröffnet. Günstig für ihn ist es auch gewesen, dass einer seiner Berliner Freunde, der Theolog de Wette mittlerweile in Basel Professor geworden war. de Wette war nämlich durch seinen Brief an die Mutter von Sand auch seinerseits in Deutschland der Aechtung anheimgefallen und er fand nun an der Universität Basel eine Heimstätte, welcher er bis zu seinem Tode treu geblieben ist.

Jungs Berufung nach Basel ist, wie wir früher gesehen haben, nicht ohne Schwierigkeiten vor sich gegangen. Nachdem sie aber einmal erfolgt war, hat Jung das in ihn gesetzte Vertrauen vollauf bewährt und die ihm zunächst gestellte Aufgabe einer Reconstruction der zerstörten medi-

[1] Jung's Verhaftung erfolgte angeblich wegen Verbreitung des Liedes: „deutsche Jugend an die deutsche Menge", das übrigens zuvor schon in einer Anzahl vielgelesener Zeitungen öffentlich abgedruckt worden war. Sein Vater schreibt ihm zu der Zeit: Ich habe einmal in der Zeitung in einem Aufsatz über revolutionäre Grundsätze auch die Deinigen gelesen und sie wahrlich nicht sündhaft gefunden, auch habe ich durch eine Standesperson die Versicherung erhalten, dass ich ruhig sein dürfte, indem man Dir Nichts anhaben könne, einige Verführung abgerechnet."

cinischen Facultät mit voller Hingebung an die Hand genommen. Es war bei alledem eine bescheidene Aufgabe und deren Umfang war vollends eingeschränkt, nachdem durch das Gesetz von 1835 die Facultät wiederum auf den Rang einer propädeutischen Anstalt herabgesetzt worden war. Da mochte denn Jung wohl zuweilen empfinden, als ob seine ungewöhnlichen Gaben ihn zur Erreichung höherer Ziele berechtigt hätten. Er hat indessen bis zu seinem Lebensende von ganzem Herzen an Basels Wohl und Wehe Theil genommen und noch in einer Aufzeichnung seiner späteren Jahre nennt er seinen Wirkungskreis „als Professor der medicinischen Facultät, als Oberarzt des Spitales in Basel und als Bürger der Stadt einen bescheidenen aber Gottlob sehr angenehmen.“

Zu der Zeit, da Jung nach Basel kam, muss seine Persönlichkeit eine bestrickende gewesen sein und als solche schildern sie auch seine damaligen Zeitgenossen. Von hoher kräftiger Gestalt, mit schönen, fast mädchenhaft weichen Zügen, blickte Jung frei und fröhlich in die Welt hinaus. Seine Bildung und sein Interessenkreis waren sehr vielseitig, seine Umgangsformen leicht und dabei vertrauenerweckend. Bei vielem Adel des Benehmens besass er eine Fülle unerschöpflichen Humors und einen schlagfertigen, sein Ziel nie verfehlenden Witz. Wohl konnte er gelegentlich mit dem Uebermuth bevorzugter Geister seiner tollen Laune recht weit die Zügel schiessen lassen, allein Niemand vermochte ihm deshalb zu grollen, denn keiner konnte sich der Wahrnehmung verschliessen von der Güte seines Herzens und von der Treue seiner Gesinnung. Als Freund war Jung theilnehmend, aufopfernd und daneben ungemein gastfrei. Von grossmüthigen Impulsen liess er sich leicht hinreissen und so hatte er auch immer eine offene Hand, wo es galt, Hülfsbedürftige zu unterstützen oder für gute Zwecke einzutreten. Offen war seine Hand zuweilen über seine Kräfte hinaus.

So wird uns Jung aus früheren Jahren geschildert, so haben aber im Wesentlichen auch wir, die wir einer folgenden Generation angehören, ihn noch gekannt. Alle die edlen Züge seines Wesens waren geblieben, das Ungestüme jugendlichen Thatendranges aber war gewichen, die Natur war gereift, und die schweren Lebensschicksale hatten ihre unverkennbaren Spuren hinterlassen. Und doch war auch in späteren Jahren Jung's Schatz an belebender Kraft nicht versiegt, noch vermochte seine Persönlichkeit den alten Zauber auf ihre Umgebung auszuüben, noch durfte sein Freund Schönbein auf dem Grabe aussprechen: „wo Jung war, da war Leben und Bewegung, Lust und Freude.“

Die Episode der dreissiger Jahre bezeichnet in Jung's Leben einen unzweifelhaften Abschnitt. Hatte bis dahin der Hauptschwerpunkt seines Strebens in seiner akademischen Thätigkeit, in der Thätigkeit als Lehrer und als Facultätsmitglied gelegen, so haben im zweiten Jahrzehnt seines Baslerlebens die äusseren Verhältnisse diese Seite seiner Thätigkeit einschränken müssen. Dagegen führte ihn die zunehmende ärztliche Praxis und die Uebernahme der Oberarztstelle im Spital in ein Wirkungsgebiet, in welchem der Einfluss seiner Persönlichkeit nach einer anderen Richtung sich entfalten konnte. Jung wurde rasch zum beliebtesten Arzte Basels. Seine vielseitig anregende Natur, sein sicherer Tact im Umgang mit Menschen und vor allem seine menschenfreundliche Gesinnung mussten ihm allgemeines Vertrauen erwerben und so ist der mitfühlende und dabei steten Lebensmuth ausstrahlende Mann in allen Kreisen der Bevölkerung verehrt und als Freund angesehen worden.

Auch auf dem ärztlichen Gebiete kam übrigens Jung's geistig treibende und organisatorische Kraft bald wieder zur Geltung. Im Jahre 1832 hat Jung die erste Anregung zur Erbauung eines neuen Krankenhauses gegeben.[1] Schon 1834 berichtet er dem Pflegamt des Spitals über die Besichtigung von einer Reihe auswärtiger Anstalten und im Jahre 1838 finden wir ihn als Mitglied einer Commission, welche die Pläne des neuen Spitales berathen und deren Ausführung überwachen soll. Die neue Anstalt ist im Jahre 1842 bezogen worden, ihre äussere Anlage, sowie ihre innere Einrichtung hinterlassen einem Jeden, auch dem Nichtarzte einen wohlthuenden Eindruck und sie zeugen für den humanen Sinn derjenigen, welche diese Institution geschaffen haben.

Jung hat übrigens bis gegen das Jahr 1840 fortgefahren als ausschliesslicher Lehrer der Anatomie zu wirken und er hat auch später während des Interregnums 1844 auf 1845 das Fach wiederum voll gedeckt. Später hat er jeweilen noch über einzelne anatomische Capitel, am liebsten über den Bau des Gehirns gelesen. In die Jahre 1836 bis 1848 fällt auch eine Reihe von anatomisch-physiologischen Mittheilungen in den Berichten der naturforschenden Gesellschaft, darunter befinden sich einige ausführliche Arbeiten, wie z. B. der Aufsatz über das äussere Ohr (mit der Entdeckung eines neuen Muskels) und die physiologisch bedeutsam gewordene Versuchsreihe über die Verwundbarkeit des Herzens. Als selbständige Schriften Jung's existiren einige Programme, so vom Jahre 1827 die Schrift über die Nahtknochen und aus den Jahren 1843 und 1845 seine beiden Mono-

---

[1] Die erste Anregung zur Errichtung eines neuen Krankenhauses hat Jung, laut einem mir vorliegenden Bericht, im Jahr 1832 in der Loge gegeben. Es wurde alsdann von dieser eine Commission eingesetzt, an welcher neben Jung auch Mieg und die beiden Baumeister Heimlicher und Berry Theil genommen haben. Die Loge that weiterhin Schritte beim Stadtrath und regte so eine Angelegenheit an, die bald eine allgemeine werden sollte.

graphien zur Anatomie des Gehirns.[1] Die verschiedenen Arbeiten von Jung zeichnen sich neben der sorgfältigen Litteraturbenutzung durch ihren Gehalt an feinen Beobachtungen aus. In der einen von den beiden Hirnarbeiten entwickelt Jung die geistreiche Methode, mittelst eines Pinsels am halb macerirten Gehirn die graue Masse wegzustreifen und so die feineren durch die Masse durchtretenden Faserzüge zu isoliren.

Einer besonderen Erwähnung unter Jung's litterarischen Leistungen bedarf die als Rectorsrede im Jahre 1828 publicirte Schrift: Ueber das Verhältniss der Anatomie zu der medicinischen Wissenschaft und über die Leistung der Anatomen an der Basler Hochschule". Diese äusserst instruc-

---

[1] *Animadversiones quaedam de ossibus generatim et in specie de ossibus raphogeminantibus, quae vulgo ossa suturarum dicuntur.* Basel 1827. Programm 4°.

Ueber die seitliche Erhabenheit im Lateralventrikel des menschlichen Gehirns. Basel 1843. Programm 4°.

Ueber das Gewölbe des menschlichen Gehirns. Basel 1845. 4°. Gratulationsschrift zu Dr. Hagenbach's Jubiläum.

Die *Berichte der naturforschenden Gesellschaft* enthalten folgende Mittheilungen:

1836. Ueber die Verwundbarkeit des Herzens.

1837. 8. Februar. Vorzeigung und Demonstration eines Leopard, Demonstration der Muskeln an denselben.

13. December. Demonstration eines pathologischen Herzens.

1839. 13. März. Ueber den Bau des Menschengehirnes im Allgemeinen und die Wurzeln des Gewölbes im Besonderen.

24. September. Ueber Verschiedenheiten menschlicher Schädelformen.

1840. 2. December. Mittheilung über die von ihm näher untersuchten Orang-Outangschädel des Wiesbadener Museums (kurze Notiz).

1841. 6. Januar. Ueber Bildung des Schädels bei Idioten (Notiz).

1844. 1. Mai. Prof. Jung schildert den gegenwärtigen Zustand der Anstalt auf dem Abendberge für Kretinen.

1845. 22. October. Prof. Jung zeigt ein bei Mechaniker Wick dahier gefertigtes Mikroskop vor.

1848. 10. April. Ueber das äussere Ohr und seine Muskeln beim Menschen.

1847. 10. April. Ueber eine von Hrn. Prof. Schönbein zusammengesetzte Flüssigkeit — liq. sulfureo aethereus-constringens, Klebäther.

1848. 13. December. Ueber das fünfte Nervenpaar im Allgemeinen und über die Heilung eines Falles von Gesichtsschmerz.

1850. 6. Februar und 20. März. Ueber die asiatische Cholera.

Von sonstigen Publicationen sind ausser der im Text genannten Rectoratsrede noch zu nennen zwei Aufsätze in der *Wissenschaftlichen Zeitschrift*, herausgegeben von Lehrern der Basler Hochschule: „Ueber das Heimweh." Bd. II. Heft 1. S. 80. „Ueber die anatomische Anstalt an der Hochschule von Basel." 1825. Bd. III. Heft II. S. 102.

Ausserdem der

Bericht an das Pflegamt über die Besichtigung der Heilanstalten in Stuttgart, Winnenthal, Nürnberg, Bamberg und Würzburg. Basel 1834. 93. S.

tive und im Buchhandel sehr selten gewordene Schrift verdient es neu aufgelegt zu werden. Sie giebt eine auf Quellenstudium beruhende sehr sorgfältige Geschichte und persönliche Würdigung der baslerischen Lehrer der Anatomie. Sie enthält aber ausserdem in ihrer Einleitung beherzigenswerthe Worte über die Bedeutung der wissenschaftlichen Ausbildung der Mediciner.

1846 versuchte Jung seine Demission als Professor der Anatomie einzugeben, diesmal abgewiesen wiederholte er sein Gesuch im Jahre 1850 und nun wurde es ihm, unter Belassung von Sitz und Stimme in der Regenz, gewährt. 1855 wurde Jung zum ordentlichen Professor der practischen Medicin ernannt. Es bedingte dies eigentlich kaum eine neue Thätigkeit für ihn, denn schon seit einer längeren Reihe von Jahren (zum mindesten seit 1840) hatte er im Spitale Studirende um sich versammelt. Eine schulgerechte Klinik mit eingehender Discusion der Fälle und mit geregeltem Vortrage hat Jung meines Wissens nie abgehalten, dazu ist er vielleicht zu spät in diese Art von Thätigkeit eingetreten, vielleicht war auch seine Natur dazu nicht angethan. Seine Krankenvisiten waren aber für die Mediciner immer anregend und dabei musste der theilnehmende Grundzug seines Wesens auf die ihn begleitenden jungen Männer einen veredelnden Einfluss ausüben.

In das Basler Bürgerrecht hat sich Jung schon 1824 aufnehmen lassen und er hat von da ab die Pflichten gegen seine neue Heimath getreu erfüllt, so hat er auch besonders während der Zeiten des Bürgerkrieges und an jenem verhängnissvollen 3. August 1833 keine Gefahr gescheut, als Arzt Hülfe zu leisten. Von 1833 ab hat er durch eine Anzahl von Jahren hindurch im Sanitätscollegium gesessen, 1838 ist er in den Grossen Stadtrath und 1841 zum Vorgesetzten der akademischen Zunft gewählt worden.

Eine besondere Seite von Jung's Thätigkeit war dem Freimaurerorden zugewendet. Seine Genossen rühmen seine aufopfernden Leistungen für die Zwecke des Ordens und sie haben ihm ihr Vertrauen dadurch bewiesen, dass sie ihn erst für die Baslerloge (1838) zum Meister vom Stuhl ernannt und dann (1850) zum Grossmeister der vereinigten Schweizerlogen erhoben haben.

In Jung's Familienleben sind die Zeiten des Glückes und der Freude mit einem ganz besonders grossen Zusatz von sorgenvollen und von traurigen Tagen vermischt worden. Gleich nach seiner Anstellung hat er sich in Paris seine erste Frau geholt, die von Allen die sie gekannt haben, als eine besonders anmuthige und geistvolle Erscheinung gepriesen worden ist. Nach siebenjähriger Ehe wurde sie Jung entrissen unter Hinterlassung von drei Töchtern, von denen zwei in der Folge im Alter blühendster Jugendfrische dahingeschieden sind. Eine zweite Ehe dauerte nur drei Jahre und auch die dritte Gattin, die ihn in vortrefflicher Weise zu ergänzen gewusst hatte, musste Jung früh zum Grabe geleiten. Von 13 Kindern sind ihm sechs genommen worden, die meisten in dem Alter, da er glauben durfte, für sie der Periode der Sorge enthoben zu sein. Der letzte schwere Schlag war der Tod seines Sohnes Rudolf, eines Studirenden, den der Vater mit besonderer Freude in das eigene Fach hatte eintreten sehen.

Noch einmal in den Jahren bereits herannahenden Alters sollte Jung seine schöpferischen Eigenschaften bewähren, indem er (1857) eine Anstalt gründete zur Pflege und zur Schulung blödsinniger Kinder. Der Gedanke muss ihn von früher an verfolgt haben, denn ich finde denselben schon in einer 1823 anonym, aber unzweifelhaft von Jung geschriebenen Schrift entwickelt.[1] „Zur Hoffnung“ nannte Jung die neue Anstalt, die er in aller Stille geschaffen und der er mit unausgesetzter ins Einzelnste gehenden Sorgfalt vorgestanden hat. Vom Jahre 1857 bis zu Jung's Tod sind in der Anstalt 42 Kinder verpflegt und mit überraschendem Erfolge ausgebildet worden. Jung hat jedes dieser Kinder im Einzelnen beobachtet und sich auch über den kleinsten seiner Fortschritte mit inniger Liebe gefreut. Es ist, wie ein Bericht in einem öffentlichen Blatte vor Jahren gemeldet hat, für Jung eine besondere Erholung, gewesen, unter seinen armen Pfleglingen zu weilen, und die Anstalt ist das Lieblingskind seiner letzten Jahre geblieben.

Jung ist den 12. Juni 1864 gestorben, in ihm hatte Basel eine ungewöhnlich volle und reiche Menschennatur besessen. Vermöge seines Geistes hat Jung durch manches Jahrzehnt hindurch seine Mitmenschen erfreut und erfrischt, seine schöpferische Kraft aber und seine warme Hingebung haben Früchte gereift, die der Universität und der Stadt, die vor Allem den Kranken und Nothleidenden dauernd zu Gute gekommen sind.

---

[1] Siehe oben S. 23.

Gemeinsame Entwickelungsbahnen der Wirbelthiere.

Von

J. Kollmann.

(Mit einer Tafel.)

Die Erkenntniss eines allen Wirbelthieren gemeinsamen Grundplanes hat den Naturforschern die Ueberzeugung aufgedrängt, dass sich während der Entwickelung der Einzelwesen der innige Zusammenhang ebenso nachweisen lasse, wie dies bei den vollentwickelten Formen durch die vergleichende Anatomie geschehen ist.

Aus diesem Grunde vermuthet man mit Recht zwischen den Keimungsvorgängen am Embryo und den genealogischen Reihen der Thierspecies einen directen Causalnexus. Wer eine gemeinschaftliche Abstammung für wahrscheinlich ansieht, kann in der auffallenden Uebereinstimmung einzelner Entwickelungsphasen nichts anderes erkennen, als Urkunden eines einstigen Zusammenhanges, der sich stets auf's Neue geltend macht, und bei der individuellen Entwickelung jedes Wesens mit eines unwiderstehlichen Gewalt zum Durchbruch kommt.

Keimblätter, Urwirbel, Chorda, Kiemenbogen, Neuralrinne bezeichnen gemeinsame Entwickelungsbahnen. Ohne sie entsteht kein Vertebratenleib.

Man sollte nun glauben, dass unter solchen Umständen die Deutung der Vorgänge eine grosse Uebereinstimmung zeigen würde, allein die Mannigfaltigkeit der Varianten macht das Verständniss schwierig. Schon in den frühesten Anfängen sind sie bemerkbar, diese ersten Zeichen jener besonderen Richtung, in welcher schliesslich individuelle Entwickelung ihr Ziel erreicht. In diesen wechselnden Erscheinungsformen steckt nicht ein bedeutungsloses Spiel, sondern sie folgen selbst wieder bestimmten Regeln, welche sich aus der Hauptregel ableiten lassen. Allein auf welche

Hindernisse hier die Forscher stossen, das zeigt deutlich ein Blick auf die Entscheidungen über die Gastrulation der meroblastischen Eier der Wirbelthiere. Noch fehlt bezüglich der wichtigsten Punkte eine Uebereinstimmung, deshalb mag ein neuer Versuch nach dieser Richtung gestattet sein. Seit Rauber's Abhandlungen[1] sind viele neue ontogenetische Thatsachen bekannt geworden, welche die Uebereinstimmung grösser erscheinen lassen, als das noch vor wenigen Jahren für wahrscheinlich gehalten wurde.

---

1. Die Gastrulation.

Die Gastrulation ist bekanntlich jener Vorgang, durch welchen die aus einer einfachen Zellenwand bestehende Keimblase sich an einem Pol einstülpt. Es entsteht eine Becherform mit doppelter Wand. Der Becherrand ist Urmundrand, die Höhlung der Urmagen, Gastrula, die Doppellage der Zellen entspricht den beiden primären Keimblättern, und die früher kugelige Furchungshöhle nunmehr einer schmalen Spalte zwischen den Zellschichten. Handelt es sich also um die Herstellung des primären Entoblasts, so beginnt der Process der Invagination, dessen Bedeutung und weite Verbreitung Haeckel und Ray Lankester gleichzeitig und unabhängig von einander erkannt haben.[2]

Wenn ich die Bedeutung der Gastrulation richtig auffasse, dann handelt es sich dabei um die Herstellung des primären Entoblasts, nicht um die Herstellung des Mesoblasts.[3] Das zeigen alle Arbeiten, welche nach

---

[1] Rauber, *Stellung des Hühnchens im Entwickelungsplan.* Leipzig 1876. — Primitivrinne und Urmund, Beitrag zur Entwickelungsgeschichte des Hühnchens. *Morphologisches Jahrbuch.* Bd. II. — *Primitivstreifen und Neurula der Wirbelthiere.* Leipzig 1877.

[2] E. Haeckel, Studien zur Gastraeatheorie. *Biologische Studien.* Jena 1873—1877. Auch in der *Jenaischen Zeitschrift für Naturwissenschaft.* Bd. VII—XI und an andern Orten. Ray Lankester, On the primitiv cell-layers of the embrys as the bases of genealogical classification of animals. *Ann. and Magaz. of Nat. hist.* 1873. Vol. XI

[3] Bei dem Versuch, den Modus der Gastrulation der meroblastischen Eier einer erneuten Darstellung zu unterwerfen, werde ich die Wirbellosen und die Säuger nur vorübergehend berühren. Die Säugethiere schon um deswillen nicht, weil E. van Beneden (La maturation de l'oeuf, la fécondation et les premières phases du développement embryonnaire des Mammifères d'après des recherches faites chez le lapin. *Extraites du Bulletin de l'Academie royales Belgique.* Bruxelles 1875. II. Série. t. XL. Nr. 12) den Beweis der Gastrulation erbracht hat, wobei sich, abgesehen von bestimmten Abänderungen, wieder gezeigt hat, dass es sich zunächst um die Anlage des Entoblasten handelt, und dass die Bildung dieses primären Keimblattes zu einem bestimmten Abschluss gelangt, ehe von einem Mesoderm auch nur die ersten Spuren auftauchen.

dieser Richtung hin mit Genauigkeit ausgeführt sind. Ich nenne hier zuerst die Untersuchung E. van Beneden's.[1]

Die scheibenförmige Masse der Furchungskugeln bildet bei dem vortrefflichen Object, einem Gadoiden, zunächst einen Ektoblast, der sich umbiegt, und central nach der Scheibenmitte wieder zuwächst. Dass dabei der Keim flach ausgebreitet liegt, ist völlig gleichgültig. Dasselbe Verhalten ist von Götte[2] bei der Forelle erkannt und beschrieben. Das Nämliche geht aus den sorgfältigen Abbildungen und Beschreibungen, welche His[3] von dem Ei des Rheinsalmen gegeben hat, hervor. Bei Leuciscus rutilus ist derselbe Vorgang durch van Bambecke,[4] und zwar auch mittelst der Schnittmethode demonstrirt. Ich finde an dem Ei der Bachforelle, das ich neuerdings untersucht habe, genau dieselben Verhältnisse. Die Einstülpung findet dabei zwischen Keimpol und Aequator statt (Fig. 10) und nicht zwischen letzterem und dem Gegenpol. Das ist allerdings ein Unterschied zwischen dem Verhalten holo- und meroblastischer Eier. Aber diese Differenz ist offenbar ganz untergeordnet für das Wesen des Processes. Auch die Umwachsung des Dotters ist dabei vollkommen nebensächlich. Sie wird später von eminenter Bedeutung für die Herstellung eines den Dotter resorbirenden Organes, allein nicht für die Gastrulation an sich. Die Vorstellung, es müsse dabei zu einer Dotterumwachsung kommen, rührt offenbar von den Beschreibungen des Processes bei holoblastischen Eiern her, wobei fälschlich stets von Umwachsung die Rede ist. In Wirklichkeit ist aber die Zerklüftung der Dottermasse in Furchungskugeln und die Faltung des Ektoblasts an dem Urmundrand das Wesentliche. Ich stimme also insofern mit Kupffer[5] überein, dass der Process der Dotterumwachsung bedeutungslos sei, dagegen bin ich ganz anderer Ansicht bezüglich seiner Auffassung der Gastrula. Der Parallelismus der Erscheinungen liegt für mich in der Bildung des Entoblasts und in der Existenz einer Furchungshöhle. Wer sich von dem Verhalten der ersten beiden Keimblätter

---

[1] E. van Beneden, A Contribution to the History of the Embryonic Development of Teleostean Fishes. *Quarterly Journal of microscopical Science.* 1878. t. XVIII. p. 41. Mit 1 Tafel.

[2] Alex. Götte, Der Keim des Forelleneies. *Centralblatt.* 1869. Nr. 26 und *Archiv für mikroskopische Anatomie.* 1873. Bd. IX. S. 683. Mit 1 Tafel.

[3] His, Entwickelung der Knochenfische. *Zeitschrift für Anatomie und Entwickelungsgeschichte.* Bd. I.

[4] van Bambecke, *Recherches sur l'embryologie.* Mémoires couronnés Bruxelles 1876. t. XL. 4°.

[5] Kupffer, Die Gastrulation an den meroblastischen Eiern der Wirbelthiere und die Bedeutung des Primitivstreifen. *Archiv für Anatomie und Physiologie.* Anat. Abth. 1884. S. 8. Fortsetzung.

durch Augenschein überzeugt hat und die zahlreichen von C. K. Hoffmann[1] neuerdings beigebrachten Zeugnisse berücksichtigt, der muss die volle Parallele mit demselben Vorgang bei den holoblastischen Eiern der Wirbelthiere und der Wirbellosen anerkennen.

Uebrigens werden alle Bedenken hinfällig im Hinblick auf die:

Gastrulation der Selachier.

Sie entspricht vollkommen dem Schema der scheibenförmigen Gastrula. An dem Rande der Keimblase kommt es zu einem Umschlag des Ektoblasts, wodurch das zweite primäre Keimblatt gebildet wird, durchaus nach dem bei den Knochenfischen geschilderten Vorgang. Diese Einzelheiten sind schon durch Kowalewsky,[2] Balfour und Alex. Schultz bekannt geworden, ohne seither einen Widerspruch zu erfahren. Die Beweiskraft gerade dieses Vorganges ist jüngst auch angezweifelt worden.[3] Den Gegenbeweis liefert aber abgesehen von zahlreichen trefflichen Abbildungen in der Litteratur[4] ein Blick auf die Objecte, z. B. auf Keimhäute von Torpedo ocellata. Wenn an meinen Figuren, Fig. 1 und 2, Einzelheiten deutlicher hervortreten, als an den Praeparaten anderer Beobachter, so rührt dies nur von der Conservirung der Objecte an der zoologischen Station zu Neapel her. Ich setze eine kurze Beschreibung der Figuren statt einer weiteren Ausführung hierher, weil diese Abbildungen gleichzeitig die Grundlage für spätere Erörterungen bilden.

Fig. 1. Länge $2^1/_4$ mm an dem in Balsam eingeschlossenen Praeparat gemessen. An der scheibenförmigen Keimhaut zeigt sich:

1) Randwulst = Area opaca. *A. o.*
2) Embryonalschild = Area pellucida. *A. p.*, dann folgt

---

[1] C. K. Hoffmann, Zur Ontogenie der Knochenfische. *Verhandelingen der kon. Akademie van Wedenschappen.* 21. Deel. Amsterdam 1881. Mit 7 Tafeln. Die Arbeit C. K. Hoffmann's enthält viele Abbildungen, welche für die Gastrulation der Knochenfische in der oben angegebenen Weise sprechen. Sie sind um so beweiskräftiger, weil er selbst diese Form der Gastrulation nicht anerkennt.

[2] A. Kowalewsky, Weitere Studien über die Entwickelungsgeschichte des Amphioxus lanceolatus. *Archiv für mikroskopische Anatomie.* Bd. VII. S. 194.

[3] Kupffer, a. a. O. S. 9.

[4] Ich verweise nur auf die Figuren in Balfour's Werk: *On the development of elasmobranch Fishes.* London 1878. Dessen *Handbuch der vergleichenden Embryologie,* dann die Figuren bei A. Schultz, Beitrag zur Entwickelungsgeschichte der Knorpelfische. *Archiv für mikroskopische Anatomie.* Bd. XIII mit Taf. XXX, endlich auf die Figuren bei His, Neue Untersuchungen über die Bildung des Hühnerembryos. *Archiv für Anatomie und Physiologie.* Anat. Abth. 1877. Mit 2 Tafeln. Alle diese in der Litteratur vorhandenen Belege sind nicht wegdemonstrirbar.

3) der halbmondförmige Primitivstreifen. *Prs.*

4) ein Loch in dem Boden der Keimhaut, an dem vorderen Umfang der Furchungshöhle — das Protostoma der Selachier, der Urmund, das Dotterloch u. s. w. Fig. 1—3 *U.*

Fig. 2. Eine weiter vorgeschrittene Entwickelungsstufe von derselben Species (Torp. oc.), bestehend aus

1) Randwulst = Area opaca. *A. o.*

2) Area pellucida. *A. p.*

3) Primitivrinne, aus der Randkerbe durch Vertiefung und Verlängerung hervorgegangen. *Prr.*

4) Die begrenzenden Primitivwülste, *Prw.*, welche

5) in die paarigen Sichelhörner, *S.* d. h., die Randtheile des Primitivstreifens, allmählich auslaufen.

6) Die Neuralrinne mit den Medullarwülsten (Fig. 2 *M.*) aus Ekto- und Entoblast bestehend, aus dem Material des Embryonalschildes hervorgegangen. Weder die Neuralrinne noch die Medullarwülste sind auf dieser Stufe in Zusammenhang mit der Primitivrinne oder den Primitivwülsten. Dieselbe Trennung besteht anfangs bei den Teleostiern, den Sauropsiden und den Säugern, vergleiche auch die Fig. 9.

7) Ein kleines Loch in dem Boden der Keimhaut an dem vorderen Umfang der Furchungshöhle „Protostoma“, Urmund *U.*

Die letztere Eigenschaft der Keimhäute 1 und 2 beschäftigt uns hier zunächst, denn sie zeigt, dass die Invagination der Discogastrula eine vollständige ist. Der Urmund befindet sich zuerst an dem Rand des Blastoderms, später rückt er mit dem Entoblast mehr an die untere Fläche des Keimes und wandelt sich in eine kleine, umschriebene Oeffnung an der Dotterseite der Keimhaut um. Die Anlage des Entoblasts geschieht also nicht nur andeutungsweise und unvollkommen, wie bei den Sauropsiden, sondern sie ist wie bei den holoblastischen Eiern eine vollkommene. Hier wie dort schreitet sie von dem Umschlagsrand weiter. Und während in der hinteren Hälfte der Keimhaut schon die Anlage des Primitivstreifens und der Primitivrinne vorhanden ist — dann diejenige der Neuralrinne und der Medullarwülste wie in Fig. 2 nachfolgt, besteht noch einige Zeit in der vorderen Hälfte der erwähnte kleine Urmund.[1] Dadurch

[1] Der kleine Urmund Figg. 1 und 2 *U* ist nicht etwa ein zufälliges durch die Praeparation entstandenes Product, sondern besitzt verdickte Lippen. Der Entoblast bildet einen aus ca. 4 Zellenlagen bestehenden Wulst, der auf Durchschnitten deutlich zu erkennen ist. In die Oeffnung drängen sich aus der Tiefe des Dotters aufsteigende Zellen, welche durch intravitelline Furchung dort entstanden sind. Was bei den mero blastischen Eiern nach Umwachsung des Dotters als Protostoma oder als Prostoma, Blastotrema, als Dotterloch u. s. w. bezeichnet wird, ist eine secundäre Bildung, die

wird die Identität mit der Gastrulation der holoblastischen Eier eine vollkommene.

Dieses kleine Protostoma liegt mir von mehreren Keimhäuten vor. Es ist an unverletzten noch auf dem Dotter liegenden Blastodermen leicht zu finden und konnte der Beachtung nicht entgehen. Balfour hat es gesehen, aber für einen Theil der Furchungshöhle gehalten. A. Schultz hat es vortrefflich abgebildet, jedoch für den vorderen Keimwulst erklärt. Diese irrige Deutung rührt offenbar davon her, dass er den „Blastoporus“ rückwärts suchte, und ihn dort in einem Spalt zwischen den Sichelhörnern auch zu finden glaubte. Diesem Spalt kommt aber eine ganz andere Bedeutung zu, er stellt die Primitivrinne dar, welche selbst wieder aus der Randkerbe, Fig. 1 und 2, hervorgeht.

Gastrulation der Sauropsiden.

Bei den Reptilien und Vögeln stösst der Nachweis der Gastrulation auf grosse Schwierigkeiten und nicht minder die Deutung. Allein soviel steht doch fest, dass auch bei ihnen das obere primäre Blatt durch Umschlag in das untere übergeht, und der scheibenförmige Keim dadurch in den zweiblätterigen verwandelt wird. Dabei entsteht gleichzeitig die verdickte Area opaca; denn die flach ausgebreiteten Zellen lagern sich durch den Umschlag in mehrfachen Schichten unter einander, und erzeugen dadurch den Gegensatz zwischen Area opaca und Area pellucida.

Bei den Reptilien erfolgt der Umschlag bei dem ca. 2 mm messenden Blastoderm, also in einem sehr frühen Stadium zu einer Zeit, wo noch jede Embryonalanlage fehlt, und vor dem Auftreten des Canalis neuro-entericus. Diese Entwickelungsstufe geht sehr rasch vorüber. Das ist offenbar der Grund, warum der ganze eben geschilderte Process nur wenig Beobachtern zu Gesicht kam.[1] Der Entoblast entwickelt sich wie bei den Selachiern und Teleostiern allmählich vom Rande her, die Zellen schieben sich immer weiter vor. Er besteht noch aus mehreren Zellenlagen, und zwar namentlich an dem Rande. Gegen die Mitte der Keimhaut sind die Zellen weniger geschlossen. Dort bleibt längere Zeit eine unregelmässig be-

---

mit dem Urmund der Gastrula gar nichts gemein hat als die äussere Form. Der bei der Gastrulation auftretende, durch Invagination des Ektoblasts entstandene Urmund bleibt bei den Sauropsiden nur kurze Zeit erhalten, und wird bald vollständig verwischt. Dieser durch Invagination entstandene Urmund allein ist direct homolog dem Urmund der holoblastischen Fischeier, und ferner direct homolog dem Urmund der holoblastischen Eier der Anuren.

[1] C. K. Hoffmann, Contribution à l'histoire du developpement des reptiles. *Archives néerlandaises*. 1882. t. XVII. S. 168 hat eine Abbildung gegeben, an welcher die Invagination sehr deutlich erkennbar ist. Desgl. J. Kollmann, Der Randwulst und und der Ursprung der Stützsubstanz. *Archiv f. A. u. Ph.* Anat. Abth. 1884. S. 341—434.

grenzte Höhle, die Furchungshöhle, sichtbar, die erst später sich vollkommen abschliesst. Wie bei den Selachiern und Teleostiern bekommt dieser primäre Entoblast noch neue Furchungskugeln zugeführt, welche aus der Tiefe der nächsten Dotterschichte auftauchen. Sie entstehen durch die bei den Wirbellosen, namentlich bei den Arthropoden wohl bekannte „intravitelline“ Furchung, und sind echte Furchungskugeln.

An den Eiern aller bis jetzt untersuchten Meroblastier (mit Ausnahme der Säuger) ist die Vermehrung der Keimblattzellen auf diese Art nachweisbar. Ich habe darüber auf dem internationalen Congress in Kopenhagen berichtet, und zwar von dem nämlichen Gesichtspunkte aus, den ich schon in meiner Arbeit über den Randwulst vertreten habe. Die Erscheinung der intravitellinen Furchung ist schon von vielen Wirbelthierembryologen beobachtet, aber mit den verschiedensten Namen bezeichnet worden,[1] je nachdem man nur die Zellen oder die ganze Schichte in's Auge fasste.

Das Verhalten der Keimhaut der Reptilien giebt den Schlüssel, bei den Vögeln die Gastrulation zu deuten. Von Goette[2] und Rauber[3] wurden schon naturgetreue Abbildungen des Umschlages gegeben, wenn auch nicht in diesem Sinne gedeutet.

Der Ektoblast des frischgelegten und derjenige des nur ein paar Stunden bebrüteten Eies schlägt sich um und bildet den verdickten Randwulst, an welchem sich zuerst in dem ganzen Umfang der Keimhaut der Entoblast deutlich sondert, ebenso wie bei allen meroblastischen und holoblastischen Eiern. In der Mitte der Keimhaut, in dem Bereich der Area pellucida vervollständigt er sich nur langsam. Auch dort findet seine allmähliche Vollendung durch Zufuhr intravitellin entstandener Furchungskugeln statt.

---

[1] Ich gebe hier eine Auswahl dieser Bezeichnungen. Die Schichte, wie sie in Fig. 10 mit V bezeichnet ist, heisst

bei Balfour: weisser Dotter,
„ His: Keimwall,
„ Kölliker: Keimwulst,
„ Kupffer: subgerminale Platte,
„ Oellacher: Membrana vitellina.
„ van Bambecke: untermediäre Schichte.

Die Zellen heissen im Gegensatz zu den Furchungskugeln: Parablastzellen His, Waldeyer, C. K. Hoffmann, Gasser, Kupffer. Einige von diesen Forschern halten sie für autogon entstanden, eine Auffassung, die nach dem jetzigen Stand unserer Kentnisse über das Ei und die Zelle aufgegeben werden muss.

[2] Alex. Goette, Beiträge zur Entwickelungsgeschichte der Wirbelthiere. II. Die Bildung der Keimblätter und des Blutes im Hühnerei. *Archiv für mikroskopische Anatomie.* 1874. Bd. X. S. 145.

[3] Rauber, Stellung des Hühnchens im Entwickelungsplan a. a. O.

Bei den Vögeln kann die Dauer des Vorganges nur nach Stunden gezählt werden, denn es handelt sich dabei nur noch um eine Andeutung in dem Bereich des Randwulstes; dann beginnen Abänderungen, welche das naturgemässe Einlenken in den besonderen Entwickelungsplan des Vogels bezeichnen.[1]

Ich komme also zu dem Schluss, dass die Invagination mit Bildung einer Gastrula bei den aus meroblastischen Eiern entstandenen Vertebraten zwar different ist von derjenigen der holoblastischen Eier, dass sie eine wichtige Variante darstellt, jedoch immerhin nur eine Variante.

Seit die ersten Stadien der Reptilienkeimhaut der Beobachtung wieder nahegerückt wurden, sind mehrere Arbeiten Kupffer's erschienen, in welchen der von Strahl als Canalis neuro-entericus bezeichnete und der von Gasser bei dem Huhn gefundene „Spalt“ als Gastrulation aufgefasst werden. Ist Kupffer's Auffassung richtig, dann wird das Princip durchbrochen, dann handelt es sich nicht mehr um die Anlage des Entoblasts, sondern um diejenige des primären Mesoblasts. Ich bestreite keineswegs, dass in dem Umfang des Canalis neuro-entericus das mittlere Keimblatt zuerst hervortrete, gerade so wie im Bereich des Primitivstreifens, allein bei der Gastrulation handelt es sich nicht um die Bildung des Meso-, sondern um diejenige des Entoblasts. Dies ist das Endziel des Vorganges bei allen Metazoën. Es ist keine Tendenz in der Furchung und Keimblattbildung der meroblastischen Eier zu entdecken, diese grosse allgemeine Methode der Herstellung des Entoblasts zu verlassen. Der Canalis neuro-entericus und der Gasser'sche Spalt sind keine Zeichen von Gastrulation.

Um in dieser Richtung zu einem abschliessenden Ergebniss zu gelangen, ist es nothwendig, die scheibenförmige Keimhaut und besonders den Randwulst derselben in's Auge zu fassen.

[1] Ich sehe mit E. Ray-Lankester (Note on the Planula or Gastrula — phase of developement in Mollusca. *Annales and Magazine of natural Histology.* IV. Vol. 14. p. 458) den Nahrungsdotter als ein Moment an, welches nach einer Seite hin störend in die alte Methode der ersten Keimblätteranlage eingreift. Ihm ist diese Erscheinung bei den Mollusken gegenüber getreten, sie kehrt wieder durch alle jene Reihen der Vertebraten, welche aus meroblastischen Eiern hervorgehen. Bei den Selachiern und Teleostiern ist die Abänderung durch die Flachheit des Keimes beträchtlich, sie steigert sich bei den Sauropsiden, bei denen übrigens, wie namentlich bei den Vögeln auch die Rapidität der Processe eine Abkürzung bedingt. Diese Unterschiede, wie hoch man sie auch taxiren möge, dürfen jedoch nicht hindern, das Gemeinsame des Processes anzuerkennen. Wenn das aber nicht allein gestattet, sondern geradezu geboten ist, dann ist der Umschlagsrand der Reptilien und Vögel direct vergleichbar mit demjenigen der Selachier. Von hier aus führen die Uebergänge zu den Teleostiern und damit zu der Gleichmässigkeit der Entoblastanlage bei den übrigen Wirbelthieren und den Wirbellosen.

2) Die Gliederung der Keimhautfläche und die Doppelnatur der Area opaca.

Die scheibenförmige Keimhaut der meroblastischen Eier lässt in den ersten Entwickelungsstadien allgemein eine Area pellucida und eine Area opaca unterscheiden. Sie ist nämlich in der Mitte dünn und an dem Rande verdickt. Bei den Fischen (Selachiern und Teleostiern) ist der Gegensatz der beiden Abschnitte längere Zeit hindurch auffallend, weil die Abgrenzung gegen den Dotter hin scharf und die Breite des Randwulstes ansehnlich ist. Auf allen Selachierdarstellungen ist aus diesem Grunde das nämliche Verhalten der Keimhaut erkennbar, bei Balfour[1] wie bei A. Schultz.[2] Die Figuren 3 und 4 vorliegender Abhandlung stammen aus einem vorgerückteren Stadium der Entwickelung, als die Figg. 1 und 2. Dennoch ist die eben angeführte Gliederung der Keimscheibe auf das Deutlichste ausgeprägt. Das Flächenbild von der Keimhaut der Teleostier ist bekannt, und jede Abbildung zeigt die Identität der Gebiete mit derjenigen der Knorpelfische. Ich citire hier nur die Arbeiten von Oellacher,[3] His,[4] Rauber[5] und Kupffer,[6] in welchen der Randwulst besonders berücksichtigt ist.

Im Bereich der Area pellucida kommt es sehr bald zu einer Differenzirung, wobei ein „Embryonalschild“ in der hinteren Hälfte bemerkbar wird. Siehe die homologen Anlagen des Embryonalschildes an der Keimhaut bei dem Selachier Fig. 1, dem Teleostier Fig. 6 (Bachforelle), dem Reptil Fig. 5 (Emys europaca[7]), auf allen Figuren mit *Es.* bezeichnet. Der Embryonalschild stösst hinten mit dem Randwulst zusammen. Bei auffallendem Licht erscheint der Schild hell, umgekehrt dunkel.[8]

Der Randwulst (Area opaca) wird in 2 Abtheilungen differenzirt: eine hintere = Primitivstreifen, Fig. 1 und 5 *Prr.*, er läuft seitlich in die Sichelhörner[9] aus. Die Erscheinungsformen des Primitivstreifens bei fortschrei-

---

[1] Balfour, a. a. O. und in dem *Handbuch der vergleichenden Embryologie.* Deutsch von Vetter. 1880. S. 50.

[2] A. Schultz, a. a. O., sehr gut in mehreren Figuren dargestellt.

[3] Oellacher, Beiträge zur Entwickelungsgeschichte der Knochenfische. III. und IV. Capitel. *Zeitschrift für wissenschaftliche Zoologie.* Bd. XXIII. S. 1.

[4] His, Untersuchungen über die Entwickelung von Knochenfischen, besonders über diejenige des Salmens. *Zeitschrift für Anatomie und Entwickelungsgeschichte.* Bd. I. S. 1. Mit 2 Tafeln. — Untersuchungen über die Bildung des Knochenfischembryo (Salmen). *Archiv für Anat. und Physiol.* Anat. Abth. 1878. S. 1. Mit 1 Tafel.

[5] Rauber, a. a. O.

[6] Kupffer, a. a. O., verweise besonders auf Taf. I, Figg. 4, 5 und 6.

[7] Nach Kupffer abgebildet.

[8] Die homologe Bildung beim Vogel setze ich als bekannt voraus.

[9] Sichelhörner, Kupffer,
Caudallappen, Balfour,
Randbeugen, His.

tender Entwickelung (Figg. 1—5 *Prw.*) beschränken sich also auf den hinteren Abschnitt des Randwulstes. Die vordere, grössere Abtheilung stellt den Umwachsungsring dar. In ihm liegt nämlich das Material, durch dessen Vermehrung die Umwachsung des Dotters geschieht. Aus diesem Theil geht bei den Selachiern, den Sauropsiden und den Säugethieren die Area vasculosa hervor (siehe die Fig. 9).

Die Analyse der Keimhaut ergiebt im Einzelnen noch Folgendes: Bei den Reptilien bildet der scheibenförmige Keim nach Ablauf der Furchung in Folge der Gastrulation, wie sie in dieser meiner Darstellung aufgefasst ist, einen verdickten Rand = Randwulst (Fig. 5 *A. o.*). Der mittlere Theil ist hell = Area pellucida. Mit der Ausbreitung des Blastoderms über den Dotter differenzirt sich ein Embryonalschild[1] (Fig. 5 *Es.*). Dabei ist die Keimhaut schon sehr gross im Vergleich zu derjenigen der Fische und namentlich der Selachier. Sie besitzt einen Durchmesser von über 4 ^{mm}, ist oval und dabei von einer 1 ^{mm} breiten Area opaca umzogen. Ich glaube hierin mit Strahl's[2] Darstellung vollkommen übereinzustimmen, die er an zwei Orten gegeben hat, wenn auch die Bezeichnung der beiden Abschnitte nicht identisch ist.[3]

Der Embryonalschild und die Sichelhörner sind dann neuestens von Kupffer[4] bei Reptilien vortrefflich demonstrirt worden. Eine Copie der Keimhaut von Lacerta agilis habe ich auf Fig. 5 der Tafel copirt, jedoch andere Bezeichnungen gewählt.

Die Vergleichung der Keimhaut des Vogels kann ich hier kurz abschliessen. Denn über die Homologie des hellen und dunkeln Fruchthofes mit den eben erörterten und gleich benannten Theilen der Reptilien-, Teleostier- und Selachier-Keimhaut kann meiner Ansicht nach kein Zweifel bestehen.

---

[1] Kupffer und Benecke, *Die ersten Entwickelungsvorgänge am Ei der Reptilien.* Königsberg 1878. — Kupffer, Die Gastrulation an den mesoblastischen Eiern der Wirbelthiere und die Bedeutung des Primitivstreifs. *Archiv für Anatomie und Physiologie.* Anat. Abth. 1882. Mit 4 Tafeln.

[2] Strahl, Ueber die Entwickelung des Canalis myelo-entericus und der Allantois der Eidechse. *Archiv f. A. u. Ph.* Anat. Abth. 1881. S. 122. Mit 2 Tafeln. — Beiträge zur Entwickelung von Lacerta agilis. *Ebenda.* 1882. S. 242.

[3] Bei der Keimhaut von Lacerta ist eine Erscheinung etwas verwirrend, nämlich der allmähliche Uebergang der Area pellucida in die Area opaca. Bei allen anderen Formen ist diese Uebergangszone bei der Betrachtung mit schwacher Vergrösserung bestimmter gezeichnet. Für eine genügende Erklärung dieser Erscheinung ist das bis jetzt beobachtete Material noch zu dürftig. Wie sie aber auch schliesslich ausfallen möge, sie wird niemals im Widerspruch sein mit der allgemeinen Auffassung der Keimscheibe von einer Area opaca und Area pellucida.

[4] Kupffer, *Archiv f. A. u. Ph.* Anat. Abth. 1882. S. 1. Mit 4 Tafeln.

Es zeigen sich also trotz der flachen Ausbreitung des Keimes, der durch die Trennung des Nahrungsdotters bedingt ist, überall zwei deutlich abgegrenzte Areae, welche in dieser ausgeprägten Form bei den holoblastischen Reihen nicht vorkommen. Zwar ist hier wie dort eine Furchungshöhle, hier wie dort der centrale Theil verdünnt und der Randwulst durch Umschlag entstanden, allein bei den meroblastischen Eiern ist die ganze Anordnung der Theile weit auseinandergelegt, während sie dort in eine Kugel, also in den kleinsten Raum zusammengedrängt und deshalb wenig übersichtlich ist. Die meroblastischen Eier werden aus diesem Grunde für manche Studien stets von hervorragender Bedeutung sein.

Der Embryonalschild befindet sich wie bei allen anderen Keimhäuten meroblastischer Eier am hinteren Umfang der Area pellucida; auf ihm kommt es zur Bildung einer Rinne, der Primitivrinne, welche wie bei allen anderen bisher erwähnten Formen vorne geschlossen ist. Sie entsteht auf dem Primitivstreifen, der bei den Selachiern, Reptilien und auch bei den Vögeln mit dem Randwulst zusammenhängt, also ein Theil desselben ist.

Durch die eben gegebene Charakteristik ist die Doppelnatur der Area opaca begründet. Sie ist ein wichtiges Organ der Keimhaut, das aber nur theilweise für die Herstellung des Primitivstreifens und also des Embryos verwendet wird. In welcher Weise man sich den Vorgang zu erklären hat, haben His[1] und Rauber[2] sehr anschaulich, wenn auch Jeder von ganz verschiedenem Gesichtspunkt ausgehend, erörtert. Nach Abzug dieses Gebietes, Fig. 9 *Prr* uud *Prw*, bleibt noch ein anderer ansehnlicher Theil, der die Umwachsung des Dotters vollzieht, Fig. 9 *A*.

Diese Auffassung der Area opaca schränkt ihre Bedeutung für den Aufbau der axialen Anlage etwas ein, allein die vorliegenden Thatsachen müssen zu einer solchen Deutung der Area opaca und des in ihr vorhandenen Materiales hinführen: Umwachsung des Dotters einerseits, und gleichzeitige Herstellung des Primitivstreifens andererseits. Betrachten wir zunächst die Entstehung des Letzteren.

Der Primitivstreifen besteht bei den Selachiern aus einem centralen Theil und zwei Seitenhälften (s. Fig. 1, 2 und 5 *Prr.* und *S.*), welche sich in jeder Beziehung als einander entsprechende Gegenstücke verhalten. Es sind zwei homotype Keimstreifen, deren Ausdehnung während mehrerer Entwickelungs-

---

[1] W. His, Untersuchungen über die Entwickelung von Knochenfischen besonders über diejenige des Salmen. *Zeitschrift für Anatomie und Entwickelungsgeschichte.* Bd. I. S. 1. Mit 2 Tafeln und mehreren Holzschnitten. — Ueber die Bildung der Haifischembryonen. *Ebenda.* S. 108 mit 1 Taf.

[2] Rauber, Primitivstreifen und Neurula — Die Theorien der excessiven Monstra. Virchow's *Archiv.* Bd. LXXIII. Mit 3 Tafeln.

stufen auf die leicht erkennbaren Bezirke an dem hinteren Umfang der Area opaca beschränkt ist. Dort ist das Material zur Rumpfanlage aufgespeichert und es gelangt dadurch an seinen Ort, dass die Zellenmassen an das hintere Ende des Embryos sich heranschieben.[1] Es ist das Material des Primitivstreifens eine zusammenhängende Reihe von rundlichen Zellen, und es ist zwischen Ekto- und Entoblast continuirlich und entsprechend der ganzen Form des Primitivstreifens und seiner homotypen seitlichen Hörner ausgebreitet. Die Primitivwülste (Fig. 2, 3 und 5 *Prw.*) stellen die Begrenzung der Primitivrinne dar. Sie sind von derselben Zusammensetzung und gleichwerthig mit den Primitivwülsten der Vögel.

Die vordere Abtheilung der Area opaca, welche die Umwachsung des Dotters ausführt der Umwachsungsbezirk der Area opaca, besteht aus:

1) Ektoblast,

2) Entoblast und

3) aus einer Lage dazwischen befindlicher Zellen.

Die Letzteren zeigen jedoch gegenüber denjenigen des Primitivstreifens ein wesentlich anderes Verhalten. Der Primitivstreifen besitzt ein vollkommen homogenes Aussehen und zieht sich, je entfernter von der axialen Anlage, desto mehr und mehr in einen feinen Streifen aus. Der Umwachsungsbezirk beginnt dagegen schmal und verbreitert sich nach vorn (Fig. 9). Die zwischen Ekto- und Entoblast befindliche Zellenschichte ist ferner nicht gleichmässig vertheilt, sondern anfangs (Fig. 3 *A.*) in rundliche, später in unregelmässige Massen zersprengt. Der Bezirk des Primitivstreifens der Area verschwindet nach und nach im Körper des Embryos, wie vor Allem His gezeigt hat, der Umwachsungsbezirk vergrössert sich dagegen mit dem Fortschreiten der Entwickelung. Ja seine Rolle hört selbst nach vollendeter Umwachsung nicht auf, denn er ist der Träger des embryonalen Blutes.

Die Herkunft seiner Zellenmassen an der Umschlagstelle ist noch nicht entschieden. Sie stammen nach meinen Erfahrungen direct von einem Theil des Furchungsmateriales ab, und zwar bei Selachiern, Teleostiern und Sauropsiden. Doch ist eine Entscheidung hierüber zu-

[1] Diese Stelle bleibt wie ein fixer Punkt in der Nähe des Aequators stehen, während der übrige Umwachsungsbezirk sich über die Dotterkugeln hinwegschiebt, und sich am Schwanzende des Embryos bis auf einen kleinen Rest schliesst. Das ist natürlich nur relativ zu nehmen; denn auch er rückt vor bis zum Aequator, allein sehr langsam und nur minimal im Vergleich zu dem übrigen Theil des Randwulstes.

nächst nicht dringend. Aber wie dem auch sei, das ist ausser allem Zweifel, dass ihr Auftreten eine Verdickung der Umschlagstelle bedingt. Sie eben sind es, welche die Area opaca hervorrufen und, noch ehe von einer axialen Anlage gesprochen werden kann, durch rapide Vermehrung einen ganz bedeutenden Theil der Keimhaut darstellen. Es ist in der Litteratur schon oft der grosse Antheil betont worden, den die Area opaca an dem Aufbau des Embryo nimmt. Ich hatte früher[1] die Ueberzeugung nicht gewinnen können, dass der Randwulst auch nach dieser Richtung eine solch' bedeutende Rolle besitze, wie ich dies jetzt nach neuen Untersuchungen der Selachier und Reptilien constatiren kann. Ich constatire also ausdrücklich, er enthält:

1) das Bildungsmaterial für den Primitivstreifen und damit für die sogenannte hintere Embryonalanlage.

2) das Bildungsmaterial für die Anlage des embryonalen Blutes und für die Umwachsung des Dotters.

a) Bildungsstätte des Primitivstreifens.

Der Primitivstreifen und seine verschiedenen Formen bei den meroblastischen Eiern werden verständlich, wenn man die Selachier als Ausgangspunkt nimmt. Nach Ablauf der Gastrulation tritt der schon erwähnte mondsichelartige Streifen an dem hinteren Umfang der Keimscheibe auf. Fig. 1 *Prs.* Er ist von allen Beobachtern in derselben Weise gesehen und dargestellt. In der Medianlinie ist die Verdickung am stärksten und nimmt nach beiden Seiten allmählich ab, wie eine Mondsichel. Diese Sichel ist die erste Form des Primitivstreifens, das Homologon des Primitivstreifens der Sauropsiden und der Säuger.

Bald zeigt sich eine leichte Kerbe, die Randkerbe, wie sie die Figg. 1 und 4 bei A. Schultz und die Figg. 1 und 2 bei His aufweisen.[2] Diese Randkerbe verlängert sich, der verdickte Randwulst geht ihr voraus, und im Bogen sich erhebend dringt er gegen die Mitte der Keimscheibe hin. Die anfangs weite Randkerbe wird lang und schmal, sie ist die Primitivrinne der Selachier, homolog mit der Primitivrinne der Sauropsiden und Säuger. Die verdickten, vorspringenden Ränder dieser nach vorn anfangs geschlossenen Grube sind die Primitivwülste (Fig. 2, 3, 5 und Schema Fig. 9 *Prw.*). Ist die Primitivrinne mit

---

[1] Kollmann, Randwulst. A. a. O.

[2] W. His, Ueber die Bildung von Haifischembryonen. *Zeitschrift für Anatomie und Entwickelungsgeschichte.* 1877. Bd. II. S. 108. Taf. VII.

ihren Primitivwülsten gebildet, so ziehen ihre hinteren Enden sich etwas aus. Sie stellen zusammen die hintere Embryonalanlage dar.

Bei Haien und Rochen bildet sich nach dem Erscheinen dieser Anlage und unabhängig von ihr, in dem Bereich des Embryonalschildes ein gegen den Primitivstreifen offener Bogen, die Anlage der Neuralrinne (Fig. 2 und 3 *N.*) und der Medullarwülste (*M.*). Dieser Doppelbogen (Fig. 3) steht anfangs mit dem Primitivstreifen in keinem Zusammenhang. Wenn es dennoch von allen Beobachtern so aufgefasst wird, als rührte die Neuralrinne von einer Einstülpung des Keimhautrandes her, so fehlte wahrscheinlich das betreffende Entwickelungsstadium oder die Reagentien hatten ihre Schuldigkeit nicht gethan. Die gesonderte Entstehung dieses Halbbogens ist so scharf und bestimmt, dass eine Täuschung ausgeschlossen ist. Die Verbindung mit der hinteren Embryonalanlage geschieht dadurch, dass die Primitivrinne sich öffnet und die Primitiv- und die Medullarwülste ineinander fliessen.

Diese Interpretation wird wesentlich gestützt durch den identischen Verlauf der Processe bei den Sauropsiden. Die Primitivrinne des Hühnchens entsteht bekanntlich durch Theilung des Primitivstreifens. Sie durchzieht, wie Rauber[1] nachwies, den Primitivstreifen anfänglich als seichte Furche. Nach vorne ist sie öfters abgeschlossen. Diese Primitivrinne öffnet sich später vorn, um mit der Neuralrinne, die unabhängig entstanden ist, sich zu verbinden. Die Körperanlage der Vögel entsteht also ebenfalls aus zwei Theilen, einem vorderen (Medullarwülste) und einem hinteren (Primitivwülste). Zwei Stücke wachsen sich wie bei den Selachiern entgegen. Bei den Säugethieren sind diese beiden Gebiete ebenfalls sehr scharf getrennt.[2]

Diese zwei verschiedenen Anlagen zeigen also bei Selachiern und Vögeln eine gewisse Selbstständigkeit in ihren Wachsthumserscheinungen. Ich beabsichtige aber nicht auf diese wichtigen Unterschiede hier einzugehen; ich betone nur, dass es in beiden Gebieten vorzugsweise zur Entwickelung von mesodermalen Elementen kommt, welche in dem vorderen Theile sich nach einem anderen Modus ordnen, als in dem hinteren.[3]

---

[1] Rauber, Primitivrinne und Urmund. A. a. O. S. 562.

[2] An den durch Kölliker sowohl in seinem Handbuche, als in der Festschrift abgebildeten Eiern vom Kaninchen ist die Randstellung des Primitivstreifens und das getrennte Auftreten der vorderen Körperanlage unverkennbar dargestellt. — Kölliker, *Entwickelungsgeschichte.* II. Aufl. S. 237 ff. — Kölliker, Die Entwickelung der Keimblätter des Kaninchens. *Festschrift zur Feier des 300jährigen Bestehens der Würzburger Universität.* Leipzig 1882.

[3] Der Primitivstreifen zeigt bei seinem ersten Auftreten schon Zellmaterial, durch dessen weitere Vermehrung primärer Mesoblast entsteht. Der vordere Theil der Em-

Die Entwickelungsvorgänge bei den Reptilien verlaufen nach demselben eben dargelegten Plan. Vordere und hintere Embryonalanlage sind vollkommen getrennt. Zuerst erscheint die hintere mit randständigem Primitivstreifen wie bei den Selachiern (Fig. 5 *Prr.* und *Prw.*). Ein Abschnitt desselben geht im Bogen gegen den Embryonalschild vor und schliesst eine Vertiefung zwischen sich, die Primitivrinne = Canalis neuroentericus. Sie ist wie bei den Selachiern vorn geschlossen und durch einen flachen Wulst begrenzt. Dieser Canal ist homolog mit der Primitivrinne der Selachier und der Vögel. Am deutlichsten ist diese Homologie der einzelnen Theile der hinteren Körperanlage erkennbar bei der Schildkröte (Emys europaea Fig. 5): an dem hinteren Ende der medianen Axe des Schildes eine rundliche Oeffnung, welche später ein quer ausgezogener Spalt wird = Primitivrinne (alias: Canalis neuro-entericus); hinter ihr der verdickte Rand der Keimscheibe, halbmondförmig wie bei den Selachiern. Die Randkerbe fehlt, soviel wir bis jetzt wissen. Die Primitivrinne entsteht in der Substanz des Primitivstreifens. Darin liegt eine unverkennbare Annäherung an den Vogel.

Bei der Eidechse erscheint am hinteren Ende der Keimscheibe als Primitivstreifen ein Knopf. Die Einsenkung auf ihm ist die Primitivrinne, erst rundlich, dann quer, endlich spaltförmig, um später wieder rundlich zu werden. Die Deutung des Knopfes als „Primitivstreifen" hat schon Strahl ausgesprochen. Er schloss dies trotz der geringen Aehnlichkeit mit dem Primitivstreifen der Vögel- und Säugethierkeimscheibe, aus der innern Structur desselben.

Dieser rundliche Primitivstreifen kann sich, wie die Abbildungen Strahl's[1] ergeben, auch in einem nach hinten offenen Winkel anordnen, je nach der Gestalt der Primitivrinne, wie dies auch bei dem Vogel und dem Selachier der Fall ist.

---

bryonalanlage besteht dagegen im Beginn ausschliesslich aus den beiden primitiven Keimblättern, von deren einem, dem Entoblast sich der primäre Mesoblast durch Invagination lostrennt, ähnlich wie bei Amphioxus. In diesem vorderen Bereich des Embryo findet bei den Selachiern der zuerst von Kowalewsky, dann von Balfour und dann von den Brüdern Hertwig (Oscar Hertwig und Richard Hertwig, *Die Coelomtheorie.* 1881. — O. Hertwig, *Die Entwickelung des mittleren Keimblattes.* I. Theil, die holoblastischen Eier. II. Theil, die meroblastischen Eier. Jena 1883. Mit 9 Tafeln. Dort ist auch die betreffende reiche Litteratur nachzusehen) in weiter Verbreitung nachgewiesene Modus der Mesoblastbildung statt. Bei den Sauropsiden und Säugern scheint im Laufe der Zeit diese letztere Bildungsart des Mesoblasts abgekürzt worden zu sein, und es wird besonders glücklicher Objecte bedürfen, um noch Spuren des alten Verfahrens (durch Ausstülpung von dem Entoblast her) aufzufinden.

[1] Strahl, Beiträge zur Entwickelung von Lacerta agilis. *Archiv für Anatomie und Physiologie.* Anat. Abth. 1882. S. 242. Mit 2 Tafeln.

Nach vorn von diesem Primitivstreifen mit Rinne entsteht die vordere Körperanlage: Neuralrinne, Medullarwülste und Chorda. Anfangs fehlt jeder Zusammenhang mit dem hinteren Organ des Randwulstes. Erst später wird er hergestellt und es kommt dann, wie in den anderen Klassen, zu einer Verschmelzung der beiden Anlagen, siehe Fig. 9. Trotz der Unterschiede im Einzelnen, welche als Merkmale der besonderen Entwickelungsbahn der Reptilien gedeutet werden müssen, herrscht in den wichtigsten Punkten eine complete Homologie. Der Primitivstreifen und auf ihm der Canalis neuro-entericus erscheinen zuerst. Der Canal bricht nach der Entodermseite durch und stellt eine Communication zwischen Neuralrohr und Darmrohr her, welche auch bei den Selachiern nach Kowalewsky's[1] Entdeckung besteht. Die Verbindung kommt, nach meiner Beobachtung, auch bei den Selachiern an derselben Stelle zu Stande, wo Primitivwülste und Medullarwülste zusammentreffen. Der Canalis neuroentericus, d. h. die Primitivrinne der Reptilien verschiebt sich bei dem Längenwachsthum des Embryos und rückt an das hintere Körperende. Dasselbe ist bei den Selachiern und den Vögeln der Fall.

Bei den Vögeln kommen zwar im Bereich der Primitivrinne mehrere Durchbrechungen nach der Entoblastseite vor, über die in einem orientirenden Artikel Rauber[2] berichtet hat. Alle befinden sich innerhalb des Gebietes der Primitivrinne. Statt der einen klaffenden Spalte treten mehrere auf.

Der Fund eines Chordacanales bei Säugethieren (Lieberkühn[3] und Kölliker[4]) ergänzt in einer wünschenswerthen Weise die ganze Reihe. Auch hier ist der Canal ein Rest jener Primitivrinne, welche bei den Selachiern, den Sauropsiden und Säugethieren so bestimmt und auffallend entwickelt ist. Beide Beobachter haben den Chordacanal auch mit Recht mit dem Canalis neuro-entericus identificirt.

Die thatsächlichen Mittheilungen anderer Autoren über manche der oben erwähnten Erscheinungen im Bereich der Embryonalanlage finde ich also, wie meine Auseinandersetzungen ergeben, vollkommen zutreffend: die Einstülpungsöffnungen am hinteren Ende der Medullarwülste bei Selachiern,

---

[1] A. Kowalewsky, Weitere Studien über die Entwickelungsgeschichte des Amphioxus lanceolatus, nebst einem Beitrag zur Homologie des Nervensystems der Würmer und Wirbelthiere. *Archiv für mikroskopische Anatomie.* Bd. XIII. Mit 2 Tafeln.

[2] Rauber, Noch ein Plastoporus. *Zoologischer Anzeiger.* 6. Jahrg. Nr. 134 u. 135.

[3] Lieberkühn, Ueber die Chorda bei Säugethieren. *Archiv für Anatomie und Physiologie.* Anat. Abth. 1882. S. 399 bis 438. Mit 2 Tafeln.

[4] A. Kölliker, Ueber die Chordahöhle und die Bildung der Chorda beim Kaninchen. *Sitzungsberichte der Würzburger physiologisch-medicinischen Gesellschaft.* 1883.

Reptilien und Vögeln, und damit vollkommene oder unvollkommene Communication zwischen Medullarrohr und Darmrohr und endlich in allen Fällen gleichzeitig Entwickelung von Mesoblast an dieser Stelle — alle diese Verhältnisse bestehen unzweifelhaft. Was ich bestreite, ist die Deutung dieser Vertiefungen und Gruben als Gastrulaformen und die Bezeichnung des ganzen Vorganges als Gastrulation.

Die Gastrulation hat den Entoblast zu liefern und nicht den Mesoblast. Wäre es gerechtfertigt, diese von mir als verschiedene Sorten von Primitivrinne bezeichneten Gebilde sämmtlich als Gastrulaformen anzusprechen,[1] so müsste man voraussetzen, das Princip der Gastrulation hätte im Bereich der meroblastischen Eier der Wirbelthiere keine Geltung mehr. Zu dieser Annahme liegen keine zwingenden Gründe vor, und zwar um so weniger, weil gerade auch bei den Eiern der Ascidien, des Amphioxus, der Störe und Amphibien der Umschlag des Ektoblasts stets dahin führt, zunächst den Entoblast zu bilden, wie dies durch alle Reihen der Wirbellosen gleichfalls die Regel ist. Die Wiederkehr eines Canalis neuro-entericus bei den Reptilien erklärt sich ungezwungen als die wichtige Communication zwischen Medullarrohr und Darmrohr. Der Entdecker dieses Verbindungscanales, Kowalewsky,[2] der 1869 schon dieses Verhalten beschrieb, hat damit für die Wirbelthierentwickelung auf eine bedeutungsvolle Thatsache hingewiesen, deren letzter Grund uns aber noch gänzlich unbekannt ist. Nur soviel lässt sich bestimmt voraussagen, dass auch diese Durchbruchstellen im Bereich des Primitivstreifens eine phylogenetische Deutung besitzen. Die vorübergehende Verbindung des Neuralrohres mit dem Darmcanal ist ein altes Erbe, das aber mit der Gastrulation im Sinne Haeckel's und Lankester's nichts zu thun hat.

Die Vorgänge bei den Teleostiern deute ich in Uebereinstimmung mit dem oben dargelegten Standpunkt, betrachte also die Randknospe und den unmittelbar angrenzenden Theil des Randwulstes als Primitivstreifen, die auf ihm hervortretende Furche als Primitivfurche (Fig. 7 *Pr.r.* und *Prw.*), die Querfurche, welche ganz constant auftritt (Fig. 7), als die Grenze zwischen der vorderen Embryonalanlage und der hinteren, und als homolog dem Canalis neuro-entericus. Die von der ersten Querfurche nach vorn auslaufende Furche als Neuralrinne (Fig. 7 *N.*) und die beiden seitlichen Wülste als Medullarwülste (Fig. 7 *M.*). Alles, was hinter der ersten Querfurche liegt, ist als die hintere, was vor ihr liegt, als vordere Embryonalanlage zu bezeichnen. „Vordere Embryonalanlage" bedeutet die An-

[1] Kupffer, *Archiv für Anatomie und Physiologie.* Anat. Abth. 1882. S. 3.

[2] A. Kowalewsky, Weitere Studien über die Entwickelung der einfachen Asciden. *Archiv für mikroskopische Anatomie.* Bd. VII. S. 114.

lage des Kopfes, „hintere“ die des Schwanztheiles. Rauber,[1] der den Unterschied zwischen diesen beiden Anlagen bei den Knochenfischen hervorgehoben und ihre Unabhängigkeit bewiesen hat, bildet ein Ei vom Salmling ab, an welchem nur die vordere Embryonalanlage entwickelt ist; die hintere fehlt, weil der Randwulst und in ihm das Gebiet des Primitivstreifens nicht angelegt wurden. Diese eine beachtenswerthe Thatsache spricht deutlich genug gegen den Versuch, die Formbildung des Teleostiers auf anderer Grundlage aufzubauen. Das Gebiet der Primitivrinne und dasjenige der Neuralrinne erscheinen aber auch bei dem normalen Entwickelungsgang deutlich gesondert, sobald es gelingt, die verschiedenen Entwickelungsstufen im rechten Augenblick zu fixiren. Fig. 6 zeigt das Ei der Forelle, an welcher Primitivrinne und Neuralrinne getrennt existiren.[2] Dieses gleichzeitige Vorkommen ist von sehr kurzer Dauer.

Die Primitivrinne und die Primitivwülste (Fig. 7 *Prr.* und *Prw.*) zeigen schon sehr früh eine bestimmte Modellirung, die sich später auffallend gliedert. Den Abschluss bildet die Randknospe. Meine Deutung dieser entwickelungsgeschichtlichen Bildung fällt, was die Neuralrinne und die Medullarwülste betrifft, auch mit der von His vertretenen Auffassung überein.

Der Bereich der Primitivwülste und der -rinne stimmen also in allen Hauptpunkten mit der Anordnung bei den übrigen meroblastischen Eiern überein. Mit einer Gastrulation ist um so weniger der Vergleich durchführbar, als bei den Teleostiern wie bei allen anderen Klassen mit dem Auftreten des Primitivstreifens und der Primitivrinne die Entstehung des Mesoblasts in der hintern Embryonalanlage verknüpft ist, die Gastrulation aber vorausgehend den Entoblast schon hergestellt hat.[3]

---

[1] A. Rauber, Formbildung und Formstörung in der Entwickelung von Wirbelthieren. *Morphologisches Jahrbuch.* 1879. Bd. V. S. 661. Mit 3 Tafeln.

[2] Diese beiden Rinnen hat Oellacher abgebildet. (Beiträge zur Entwickelungsgeschichte der Knochenfische. *Zeitschrift für wissenschaftliche Zoologie.* Bd. XIII. Hft. 1. Taf. 1.) Fig. 8 stellt die Primitivrinne dar, auf Fig. 9 ist die Primitivrinne nicht sichtbar, dagegen die Neuralrinne mit *Rf.* = Rückenfurche bezeichnet.

[3] Diese Deutung der einzelnen Embryonalabschnitte des Teleostiers ist, was die Neuralrinne und die Medullarwülste betrifft, in vollkommener Uebereinstimmung mit den Anschauungen oben genannter Autoren. Wenn sie von denjenigen Kupffer's in seiner neuesten Publication differiren, so sind daran, wie ich glaube, lediglich die von ihm angewendeten erhärtenden Flüssigkeiten schuld. Ich härte in einer Flüssigkeit von folgender Zusammensetzung:

Kali bichromicum 5%
Acid. chrom. 2%
Acid. nitric. con. 2%

Darinnen bleiben die Eier 12 Stunden, dann kommen sie 12 Stunden in Wasser, dann folgt die Entfernung des Chorion und dann Ueberführung in 70% Alkohol.

Man muss Reagentien anwenden, die rasch eindringen und sofort die Theile er-

b) Die Bildungsstätte des Blutes.

Es ist eine der auffallendsten Thatsachen, welche die Embryologie aufzuweisen hat, dass der Embryo der Wirbelthiere sich auf der Keimscheibe anfangs entwickelt ohne Blut, und dass das Blut entsteht ohne — Embryo. Die Körperform erscheint in der Mitte der Keimscheibe, während das Blut getrennt an dem Rande, und zwar im Bereich des Randwulstes auftaucht, nach vorn von dem Gebiet des Primitivstreifens. Erst auf jener Stufe, in welcher das embryonale Herz sich der Vollendung nähert, rückt das Blut auf den unterdessen entstandenen Bahnen an den Leib heran und beginnt sich in seinem Innern zu verbreiten.[1]

Bei allen meroblastischen Eiern, die wir genauer kennen, ist diese gesonderte Entstehung von Blut und Embryo auf das Deutlichste nachweisbar, besonders bei den Selachiern und den Sauropsiden. In demjenigen Theil der Area opaca, der vorzugsweise an der Umwachsung des Dotters sich betheiligt, finden sich Zellen, welche sich vermehren und so eine verdickte Zone, einen Halbmond darstellen, der, im umgekehrten Sinn gelagert, gegen die Sichel des Primitivstreifens hingewendet ist. Siehe die Abbildungen Selachierkeimhaut (Fig. 3), wo dieser Bezirk des Randwulstes nahezu $^1/_2$ mm breit ist. In ihm sind rundliche dunkle Massen bemerkbar, welche in dem vorderen Umfang des Blastoderma grösser sind: die embryonalen Blutzellenhaufen. Ihre Zellen vermehren sich und stellen selbstständige Massen dar, welche in dem Raume[2] zwischen den Keimblättern sich befinden. Fig. 8 *A*.

Die Spalte zwischen den beiden primären Blättern ist ein Theil der Furchungshöhle und die ebenerwähnten Zellenhaufen befinden sich in ihr. Die in dem homologen Raum der Vogelkeimhaut befindliche Flüssigkeit wurde von Rauber Urlymphe genannt und der Raum

starren machen. Ich ziehe es ferner vor, entweder Nachts oder bei Sonnenlicht zu untersuchen oder bei geöffneter Klappe des Flögel'schen Dunkelkastens, um starke Schlagschatten zu erhalten und die Höhen und Tiefen deutlich unterscheiden zu können.

[1] Eine Menge bezüglicher Angaben sind von mir hierüber gesammelt worden, aus der allerjüngsten Zeit liegt eine Beobachtung von C. K. Hoffmann vor (Zur Ontogenie der Knochenfische. *Verhandelingen der kon. Akad. van Wetenschappen.* 21. Deel. Amsterdam 1881. Mit 7 Tafeln), der bei Scorpaena porcus das Herz schon kräftig schlagen sieht, obwohl noch kein Blut, d. h. keine Blutkörperchen vorhanden sind.

[2] Dieser Raum ist, wenn auch nicht so gross, auch schon in der Natur vorhanden. Man mag mit den verschiedensten Hülfsmitteln unserer Technik die Keimhaut der Selachier behandeln, es findet sich immer eine Spalte zwischen den beiden Keimblättern. Man kann übrigens um so sicherer eine getreue Conservirung der natürlichen Verhältnisse annehmen, als immer eine ansehnliche Dotterschichte unter jeder Keimhaut mit gehärtet und mit geschnitten ist.

selbst Urlymphspalte. Ich habe dieselbe Bezeichnung angewendet für die homologen Spalten und Lücken in der Reptilienkeimhaut. Kölliker meint nun, die von mir abgebildeten Spalten „seien nichts anderes, als die von His und Budge jr. beschriebenen hypothetischen Lymphräume". Ich muss direct dieser Auffassung widersprechen. Sie sind etwas ganz anderes: Theile der Furchungshöhle, welche nicht in dem primären und auch nicht zwischen den Blättern des secundären Mesoblasten liegen, wie die Figuren deutlich erkennen lassen.

In diesen Spalten setzen sich die Abkömmlinge dieser gerundeten Zellenmassen (Fig. 3 *A.*) fest, erzeugen durch Vermehrung neue Zellenbrut, die sich mehr und mehr der axialen Anlage nähert. Ich constatire ferner ausdrücklich, dass diese Blutinseln sogleich nach ihrer Entstehung von einer Gefässhaut umgeben werden, welche von platten Zellen hergestellt wird. Ganz derselben Erscheinung begegnen wir bei den Reptilien und Vögeln. Die Blutinseln fliessen schliesslich zusammen, die Blutkörperchen verlassen ihren Standort und beginnen ihre Wanderung. Das Alles ist von dem Hühnchen schon so oft und so eingehend beschrieben worden, dass es überflüssig ist, auf die Natur dieses Vorganges noch weiter einzugehen. In späteren Stufen wird die Regelmässigkeit der Inselbildung zwar zerstört, aber die Grenze der Keimhaut bleibt noch lange durch die Entwickelung einer Gefässzone (Area vasculosa) bemerklich.

Vergegenwärtigen wir uns den Process im Innern der Keimhaut, welcher bei der Entstehung der Blutinseln und der Vergrösserung des entsprechenden Randwulstbezirkes sich beständig wiederholen muss, so ergiebt sich Folgendes:

Das in der ersten Entwickelungsstufe vorhandene Zellenmaterial muss sich ebenso energisch vermehren, wie dasjenige irgend eines anderen Keimhautorganes. An der Peripherie der Area opaca nimmt die Flächenausbreitung zu; Ekto- und Entoblast umwachsen den Dotter. Gleichzeitig müssen aber auch die in der Area opaca vorhandenen Zellen in rascher Zunahme begriffen sein. Durch das Umwachsen des Dotters wird so die erste Saat der Blutzellenhaufen isolirt und das schliessliche Product ihrer Vermehrung erscheint als ein Kranz von Blutinseln. In der Keimhaut (Fig. 4) hat sich dieses Ereigniss zum erstenmal abgespielt. Die Lage der Blutzellenhaufen ist dieselbe geblieben wie auf der früheren Stufe (Fig. 3 *A.*). Sie liegen jetzt ausschliesslich an der inneren Peripherie des breiten Randwulstes, während die äussere sich während des Wachsthums in grösserem Umfang auf der Dotterfläche fortgeschoben hat. Die innere, bestehend aus dem alten Furchungsmaterial der Area opaca, bleibt, soweit es Blutzellen anlegt, auf seinem alten Platz. Die embryonalen Blutzellen vermehren sich und erreichen schliesslich durch das Embryonalfeld weiter gelangend den Embryo. Die äussere Zone bildet die Deckschichte aus Ektoblast, und das sogenannte Dottersackepithel aus Entoblast hervorgegangen, die dazwischenliegende Zellenmasse streut in bestimmten Intervallen oft noch concentrisch geordnete Zellenhaufen aus, welche neue Blutgefässanlagen entstehen lassen. Man hat dieselbe Thatsache bisher allgemein so ausgedrückt, dass man sagte, der Randwulst umwachse den Dotter. Aber diese Angabe ist in dieser Form ungenau. Es ist nur der periphere Theil, nicht der ganze Randwulst, der hierfür verwendet wird. Diese periodisch wiederkehrenden concentrischen Saaten von Blutzellenhaufen bilden Ringe, welche wir als Area vitellina alba und Area vitellina flava unterscheiden. Die erstere bezeichnet ein Gebiet, innerhalb dessen die Menge der Blutanlagen gering ist, die letztere dagegen eine Häufung derselben. An diesen physiologisch thätigen Stellen entwickeln sich dann vermittelst des Entoblasts noch nähere Beziehungen zu dem Dotter, welche in einer sehr lebhaften Aufnahme von Dotterelementen durch die Entoblastzellen bestehen.[1]

Dieses Verhalten des Randwulstes ist vollkommen gleich demjenigen an den Keimhäuten der Sauropsiden.

Ich habe die Art der Dotterumwachsung und damit eine wiederholte, concentrische Aussaat von Blutkeimen schon in meiner früheren Arbeit über den Randwulst[2] auseinandergesetzt, durch Figuren illustrirt und durch Pfeile die centripetale und die centrifugale Richtung des Wachsthums in dem Randwulst angedeutet. Das geschah dort bezüglich des Verhaltens bei dem Vogel und Reptil. Die Erfahrungen an der Selachierkeimhaut zeigen, dass sich in diesen ersten Entwickelungsstadien die Hauptvorgänge sowohl örtlich als zeitlich in vollkommener Uebereinstimmung abspielen.

Bütschli[3] hat eine Hypothese aufgestellt bezüglich der phylogenetischen Herleitung des Blutgefässapparates der Metazoën. Er und Ludwig sind zu der Vermuthung gedrängt worden, die Lumina der Blutgefässe seien Reste der primitiven Leibes- oder Furchungshöhle. Ich möchte nun daran erinnern, dass die bei den Selachiern wie bei den Reptilien von mir beschriebenen Urlymphspalten zu dem Raum eben dieser Leibes- oder Furchungshöhle gehören. Sie gehören dazu, weil bei den Selachiern, Teleostiern und Sauropsiden noch die Gastrula vorkommt, und demnach der Raum zwischen Ekto- und Entoblast direct einen Theil der Furchungshöhle darstellt. Bütschli denkt sich die Hervorbildung der Blutgefässe in diesen

[1] Siehe hierüber meine Abhandlung über intracelluläre Verdauung. *Recueil zoologique suisse.* t. I. Mit 1 Tafel.

[2] Randwulst. *Archiv für Anatomie und Physiologie.* Anat. Abth. a. a. O.

[3] O. Bütschli, Bemerkungen zur Gastraetheorie. *Morphologisches Jahrbuch.* 1883. S. 415. Mit 1 Tafel.

Räumen als einen secundären, erst später eingetretenen Vorgang. Diese Praemisse wird insofern durch die ontogenetischen Vorgänge erfüllt, als sich in diesen Spalträumen der Keimhaut erst secundär bei den Wirbelthieren die Blutgefässe bilden. Wenn die ontogenetischen Processe die phylogenetischen wiederholen, dann stehen meine Beobachtungen über die Entwickelung der embryonalen Blutzellenhaufen und über die Entstehung der Gefässe in vollster Uebereinstimmung mit alten Entwickelungsregeln, die wenigstens in den peripheren Gebieten der Keimhaut noch beibehalten sind.[1]

Durch die Beobachtungen über die Anlage der Blutzellenhaufen ist es, dächte ich, wohl gestattet, den vorderen Abschnitt der Area opaca der meroblastischen Eier für ein morphologisches Primitivorgan zu erklären. Den in ihm befindlichen Keim habe ich Randkeim = Akroblast genannt, und betrachte ihn gleichzeitig als ein histologisches Primitivorgan, insofern aus ihm ein primäres Gewebe des Wirbelthierkörpers, das Blut hervorgeht. Die meroblastischen Eier der Wirbelthiere zeigen bei ihrer Entwickelung eine deutlichere Gliederung in einzelne Bezirke, als die holoblastischen. Wenn mit solcher Beständigkeit durch alle Klassen derselbe Process unter denselben morphologischen Verhältnissen sich abspielt, wie bei den oben erwähnten Thierstämmen, so haben wir meiner Meinung nach das Recht, von einem Primitivorgan[2] zu sprechen. Es repräsentirt ein solches Organ kein primäres Keimblatt, auch keinen Theil desselben, wohl aber einen Abkömmling — ein Primitivorgan.

---

[1] Wenn die Angaben von Schimkwitsch (Ueber die Identität der Herzbildung bei den Wirbel- und wirbellosen Thieren. *Zoologischer Anzeiger*. 1885. Nr. 186. Januar.) richtig sind, dann ist auch die Herzhöhle der Wirbellosen ein Rest der Furchungshöhle, und bei dem Wirbelthiere wäre noch die Spur desselben Entwickelungsmodus unverkennbar erhalten.

[1] Ich stimme Haeckel bei, wenn er die Thesis aufstellt, bei allen Wirbelthieren sei das älteste Primitivorgan ein einfaches Epithel, dass ferner aus diesem Primitivorgan ersten Ranges durch Invagination zunächst zwei Primitivorgane ersten Ranges entstanden seien, die primären Keimblätter der Gastrula, und dass der Mesoblast bei allen Wirbelthieren ein secundäres Product der primären Keimblätter sei. Es giebt wohl keinen Morphologen, der gegen diese Sätze einen berechtigten Einwand erheben wird — allein, wie er an derselben Stelle weiter ausführt, gelangt die Differenzirung noch zu weiteren primitiven Organen, denen eine ebenso universelle Bedeutung zukommt, wie dem Urkeimblatt und seinen unmittelbaren Abkömmlingen. Die Coelomtaschen des Mesoblasts, die Chorda und der viscerale und parietale Mesoblast sind nicht minder palingenetische Primitivorgane wenn auch secundärer Herkunft. Wenn nun durch die Reihe der oben erwähnten Wirbelthiere das Blut einen besonderen Entstehungsbezirk aufweist fern von dem Embryo, dann liegt dort, in dem Umwachsungsgebiet des Randwulstes, abgesehen von dem Material für die hintere Körperanlage, doch ein morphologisches und histologisches Primitivorgan. Wenn wir auch noch nicht im Stande sind, bei den holo-

Zusammenfassung.

Die Gastrulation erfolgt bei den Abkömmlingen meroblastischer Eier nach demselben Schema, das für alle übrigen Metazoën Geltung hat. Das Kriterium für die Entscheidung, ob Gastrulation vorliege, ist nicht die Umwachsung des Dotters, auch nicht Invagination an irgend einer Stelle der Keimhaut, wodurch dieselbe in grösserem oder geringerem Maasse von einem Canal durchsetzt wird, sondern der Umschlagrand der Keimscheibe, wobei der Entoblast angelegt wird. Fig. 10.

Bei den Selachiern ist die Discoblastula mit allen Einzelheiten nachzuweisen. Auch bei den Teleostiern ist sie noch sehr vollkommen; bei den Sauropsiden wird der Process mehr abgekürzt.

Bei den ebenerwähnten Thiergruppen wird der Entoblast noch stets vervollständigt durch „intravitelline" Furchung (Fig. 10 *V.*), wie sie in grosser Verbreitung bei den Articulaten zu finden ist.

Der Randwulst zerfällt nach Ablauf der Gastrulation in zwei Abschnitte, der hintere ist die Bildungsstätte des Primitivstreifens, Fig. 9

---

blastischen Eiern denselben Grad der Differenzirung aufzufinden, so darf das doch nicht hindern, die thatsächlichen Verhältnisse bei den übrigen zu deuten. Und wenn es sich auch herausstellen sollte, dass dieser Randkeim, der Blutbildner, der „Haemoblast" aus dem primären Mesoblast hervorgeht, oder aus dem Entoblast, wie Kölliker meint, so ist dies doch nur die Zurückführung des Vorganges auf die primitivste Stufe, aber keine Erklärung der Thatsache von dem blutleeren Embryo und dem embryolosen Blut. Wir folgen doch allerwärts auch den weiteren Schritten der Differenzirung, und mit der Anlage des Mesoblasts sind wir noch nicht an dem Ende derselben. Es kann ja wohl im Bereich der Wirbellosen das Mesenchym aus den beiden primären Keimblättern hervorgehen, wie die Brüder Hertwig ausführen. Es giebt ja nichts weiter als diese beiden Zellenreihen. Allein ich finde keine Beweise, dass das Mesenchym der Wirbelthiere, welches grösstentheils zur Bildung von Blut und Bindegewebe verwendet wird, aus jedem der vier secundären Keimblätter hervorgehen könne. Im Gegentheil, ich sehe eine ganz bestimmte Region mit der Herstellung dieses Gewebes beschäftigt zu einer Zeit, wo noch von keiner histologischen Differenzirung die Rede ist, und wo man kaum noch von einem primären Mesoblasten sprechen kann.

Ich halte also den Versuch einer genetischen Einführung der Gewebe keineswegs für abgeschlossen. Mir scheinen gerade die meroblastischen Eier geeignet, diese Frage in Angriff zu nehmen und zwar in höherem Grade als die holoblastischen aus dem schon erwähnten Grunde, weil die Theilung der Arbeit durch die Theilung des Dotters mehr Ueberblick gewährt. Wenn ich Rauber recht verstehe, so deckt sich sein Desmoblast, den er genetisch den übrigen Keimblättern gleichstellt, zu einem grossen Theil mit dem, was ich Akroblast nenne und was Haeckel Haemoblast zu bezeichnen geneigt ist. Ich habe den letzteren Ausdruck nicht gewählt, obwohl er schon von His gebraucht wird, weil ich einen topographischen Namen vorzog, und derselbe Grund bestimmte mich auf den Desmoblast zu verzichten. Ich habe diese letztere Bezeichnung auch um deswillen nicht gewählt, weil mir für einen Taufnamen nicht zunächst

Prw. und *S.*, und damit der hinteren Körperanlage, der vordere grössere ist Umwachsungsbezirk und zugleich Bildungsstätte des Blutes.

Der Primitivstreifen ist, nach der Zeit der Differenzirung gerechnet, das erste Organ der Area opaca.

Die Entwickelungsvorgänge an den meroblastischen Eiern ergeben, dass sich bei allen der Leib aus zwei ursprünglich getrennten Anlagen aufbaut,

1) aus dem Gebiet des Primitivstreifens, Fig. 9 *S.*, *Prw.* und *Prr.*,

2) aus dem Gebiet der Medullarwülste, Fig. 9 *N.* und *M.*

Der „Canalis neuro-entericus" der Reptilien, die „Primitivrinne" der Vögel und Säuger und Teleostier, die „Randkerbe" der Selachier sind homologe Bildungen, welche von der paarigen Anlage des embryonalen Hinterkörpers herrühren. Sie stehen mit der Gastrulation in keinem Zusammenhang.

Der Durchbruch bei diesen verschiedenen Formen der Primitivrinne erfolgt ursprünglich wohl zwischen der vorderen und hinteren Embryonalanlage

---

die Bindesubstanz das entscheidende war, sondern die morphologische Anordnung und weil ich damals, als ich meine einschlägigen Arbeiten veröffentlicht hatte, noch nicht wusste, dass mein Akroblast von dem Desmoblast Rauber's nur verschieden ist durch den Grad der Entwickelung. Was ich beschrieben und beschreibe ist die erste Anlage desselben Blattes, das Rauber (Die Entwickelung der Gewebe des Säugethierkörpers und die histologischen Systeme. Besonderer Abdruck aus den *Berichten der naturforschenden Gesellschaft zu Leipzig.* 1883) später zwischen dem Entoblast und dem splanchnischen Mesoblast liegen sieht, desselben Blattes, das bei weiterer Entwickelung seine Sprossen gegen den Embryo versendet, denselben mit Bindesubstanzen versorgend.

Nach den Beobachtungen Rauber's hat also der secundäre Mesoblast, weder der dermale noch der splanchnische, irgend etwas mit der Anlage seines Desmalblattes zu thun, das vielmehr den übrigen Blättern genetisch gleichwerthig ist, nicht untergeordnet. Auch darin sind wir einig, dass es nicht allein bei den Säugethieren aus den Abkömmlingen der Furchungskugeln hervorgeht, sondern auch bei den übrigen holoblastischen und meroblastischen Eiern. Das erste Erscheinen dieses „Desmalblattes" aus Furchungskugeln seine ersten Anfänge im Innern des Randwulstes habe ich bis in den Randwulst i. e. den Randkeim zurückverfolgt.

Wie aber auch die Entscheidung in dieser Frage ausfallen möge, alles, selbst die jüngsten Erörterungen E. Haeckel's (Ursprung und Entwickelung der thierischen Gewebe. Ein histogenetischer Beitrag zur Gastraeatheorie. *Jenaer Zeitschrift für die Naturwissenschaft.* 1884. Bd. XVIII. Neue Folge. Bd. XI.) sprechen dafür, als ob die histogenetische Bedeutung zwar nicht der primären wohl aber der secundären Keimblätter doch nicht ganz ohne Zukunft wäre. Auf die Einwürfe Kölliker's in der *Zeitschrift für wissenschaftliche Zoologie* habe ich unterdessen in derselben Zeitschrift geantwortet (S. 517) unter dem Titel: J. Kollmann, Ueber gemeinsame Entwickelungsbahnen der Wirbelthiere.

und ist die Wiederholung des Zusammenhanges zwischen Darmrohr und Neuralrohr bei den Selachiern.

Die Bildungsstätte des Primitivstreifens nimmt in der Area opaca ein ganz bestimmtes Gebiet ein, das bei Selachiern und Sauropsiden scharf abgegrenzt ist. Fig. 1—5 *Prr.*, *Prw.* und *S.*

Wie bei den Wirbellosen, so sind bei den hier besprochenen Thierformen die Lumina der Keimhautgefässe Theile der primitiven Leibeshöhle und die Gefässe selbst secundäre Bildungen.

Die Bildungsstätte des Primitivstreifens ist wie diejenige des Blutes als morphologisches Primitivorgan aufzufassen, das innerhalb der Area opaca seinen Platz hat.

Aus dem Nachweis eines bestimmten Keimes für das embryonale Blut ergiebt sich von selbst der Schluss, dass dieses morphologische Primitivorgan zugleich auch ein histogenetisches sei. Die Annahme des Einen involvirt diejenige des Andern.

Basel, Ende Februar 1885.

Erklärung der Abbildungen auf der Tafel.

Gemeinsame Zeichen:

A = Haufen embryonaler Blutzellen.
Ao = Area opaca.
Ap = Area pellucida.
Ch = Chorda.
Es = Embryonalschild.
F = Furchungshöhle.
M = Medullarwülste.
N = Neuralrinne.
Prr = Primitivrinne.
Prw = Primitivwülste.
R = Randknospe.
S = Sichelhörner.
U = Urmund.

Fig. 1. Keimhaut von Torpedo occellata. ca. 15 Mal vergrössert, bei auffallendem Licht gezeichnet mit einem quadratischen Stück der Dotterunterlage. Die Area pellucida dunkel, die Area opaca hell; in der Area pellucida vorn das Dotterloch, hinten der Embryonalschild, in der Area opaca der mondsichelartige Primitivstreifen, der mit der Randkerbe abschliesst.

Fig. 2. Keimhaut von Torpedo ocellata. ca. 15 Mal vergrössert.

In der Area pellucida die vordere Embryonalanlage mit den Medullarwülsten und der noch weiten Neuralrinne; vorn das Dotterloch. In dem hinteren Umfang der Area opaca hat sich der Primitivstreifen wesentlich vergrössert, die Randkerbe von Fig. 1 ist zur Primitivrinne geworden, deren Ränder von den Primitivwülsten gebildet werden. Sie laufen in die Sichelhörner *S* aus. Diese drei letzterwähnten Theile bilden zusammen die hintere aus der Area opaca hervorgehende Anlage. Der übrige Theil enthält den Keim für das Blut und für die Umwachsung des Dotters.

Fig. 3. Keimhaut von Torpedo ocellata. ca. 15 Mal vergrössert (zwischen Balfour's Stufen C und D).

Area pellucida mit der Furchungshöhle und dem Dotterloch. In ihrem hinteren Theil die axiale Anlage, deren beide Abschnitte sich bereits vereinigt haben, doch ist die enge Stelle bei *Prr.* der Punkt, wo die Primitivrinne mit der Neuralrinne zusammentraf.

Die Sichelhörner *S* sind sehr gewachsen und beginnen nach rückwärts sich auszudehnen. Der Randwulst ist so in seinem hinteren Abschnitt ein ansehnliches Organ geworden. Der vordere Abschnitt desselben hat sich nicht minder vergrössert, ist nahezu $^1/_2$ ^{mm} breit und zeigt dunkle Massen, bei *A* die Blutzellenhaufen.

Fig. 4. Keimhaut von Torpedo ocellata. ca. 18 Mal vergrössert.

Die Area pellucida gross, das Dotterloch *U*, verkleinert. Die Embryonalanlage zeigt eine metamere Gliederung von neun Urwirbeln. Kiemenbogen und -spalten fehlen, beginnende Herzanlage erkennbar, Körpernabel weit klaffend; Kopf nach rechts gedreht, die hintere Embryonalanlage lässt noch das Gebiet der Primitivrinne und der Primitivwülste erkennen. Die beiden symmetrischen Anschwellungen nach rückwärts sind beträchtlich ausgedehnt (tailswelling, Balfour), und laufen seitlich in geschwungener Linie in die Area opaca aus, sich allmählich verlierend.

Der übrige Theil der Area opaca hat sich bedeutend vergrössert. Der innere Kranz von dunkeln circumscripten Massen rührt von Blutzellenhaufen her; sie sind bereits umgeben von einer Gefässmembran; der äussere Kranz enthält Blut und Blutgefässanlagen und schreitet als Umwachsungsrand über die Dotterfläche fort.

Fig. 5. Keimhaut von Emys europaea nach Kupffer (Die Gastrulation, a. a. O. 1882. Taf. I. Fig. 8. Vergrösserung ca. 25 fach).

Die Area pellucida enthält einen Embryonalschild, *Es*, der an den Canalis neuroentericus i. e. die Primitivrinne anstösst.

Die Area opaca zeigt zwei verschiedene Territorien: 1) die Sichelhörner, *S*, 2) den Primitivstreifen, dann 3) die Primitivwülste, *Prw*, 4) die querliegende Primitivrinne, *Prr*. Sie und die Sichelhörner stellen die hintere Embryonalanlage dar. Das übrige Gebiet der Area opaca enthält a) den Keim für das Blut und b) für die Umwachsung des Dotters wie bei den Selachiern.

Fig. 6. Forellenei vom 15. Tag, entwickelt bei einer Wassertemperatur zwischen 4—5°. Vergrösserung ca. 30/1.

Area pellucida und Area opaca = Randwulst deutlich unterscheidbar. Der Embryonalschild zeigt zwei senkrecht stehende Rinnen, die hintere ist die Primitivrinne, die vordere die Neuralrinne. Von der Randknospe *R* aus beginnt bereits eine weitere Differencirung, um die Primitivwülste zu modelliren.

Fig. 7. Forellenei von demselben Thier und unter denselben Bedingungen entwickelt. 18. Tag.

Vergrösserung der Embryonalanlage und ihrer nächsten Umgebung wie oben. — Area pellucida, Area opaca wie oben, der Embryonalschild verkleinert und in die Area pellucida auslaufend. Die Embryonalanlage selbst besteht aus zwei Abtheilungen: einer vorderen: der Neuralrinne, umgeben von den Medullarwülsten. Die letzteren biegen sich hinten medianwärts, mit zwei verschmälerten Schenkeln. In die dadurch entstandene Querfurche (die I. Querfurche) drängt sich die hintere Embryonalanlage, bestehend aus der verlängerten Primitivrinne und den Primitivwülsten. Die letzteren sind keulenförmig und laufen in die Randknospe aus.

Fig. 8. Querschnitt durch die Keimhaut und die angrenzende Dotterschichte von Torpedo ocellata; Entwickelungsstufe wie in Fig. 3.

Der Schnitt führt dicht an dem vorderen Chordaende vorbei. Die vollendete Chorda selbst ist nicht mehr getroffen, doch eine Stelle, an der sie eben in der Entstehung begriffen ist. Der Entoblast stülpt sich aus, und die entsprechende Nische in der Medianlinie zu der Aufnahme des Chordaentoblasts ist bereits vorhanden.

A = ein Blutzellenhaufen im Durchschnitt.
Che = Chordaentoblast.
De = Darmentoblast.
Do = Subgerminale Dotterschichte, sehr feinkörnig, im Bereich der Keimhaut fein granulirt.
E = Entoblast aus einer doppelten Zellenlage bestehend.

Ek = Ektoblast.
F = Primitive Furchungshöhle.
G = Gastrula = Invagination an dem Rand der Keimscheibe.
K = Kopfdarm.
* = Anlage des Wolff'schen Ganges (?).
** = Entodermale Deckschichte.

Fig. 9. Körperanlage der bewirbelten Meroblastier. Schema.
Ao = Area opaca, enthaltend:

1) Die hintere Körperanlage in der Form des Primitivstreifens:
Prw = Primitivwülste.
S = Sichelhörner.
Prr = Primitivrinne.

2) Das Material für die Entwickelung des Blutes bei *A* = Randkeim (Akroblast) und das Zellenmaterial für die Dotterumwachsung. Die Wanderung des letzteren ist durch Pfeile angedeutet.

Von der Area opaca umschlossen liegt die Area pellucida mit der vorderen Körperanlage, und zwar auf dem Embryonalschild *Es* die Medullarwülste und die Neuralrinne. *MN* = Vordere Körperanlage.

Fig. 10. Gastrulation der bewirbelten Meroblastier. Schema.
Die Area pellucida deckt die Furchungshöhle *F*, welche sich zwischen die Keimblätter fortsetzt.

Die Area opaca ist das Product des durch Gastrulation entstandenenen Umschlages an dem Rande der Keimscheibe. Das Ei ruht auf dem Dotter, in dessen oberer Schichte noch längere Zeit die Furchung fortdauert: intravitelline Furchung, *V*. Die Keimhaut ruht unmittelbar auf dieser Schichte auf. Aus Gründen der Deutlichkeit ist ein Zwischenraum gelassen.

Zwei seltene Varietäten der Stämme des Aortenbogens.

Von

Dr. M. Gottschau.

Auf dem hiesigen Praeparirsaale wurden vor nicht langer Zeit zwei Arterienvarietäten beobachtet, welche wohl verdienen, besonders erwähnt zu werden, da die eine als einzige der Art gelten muss, und beide durch die damit verknüpften Complicationen im Verlauf anderer Arterienstämme interessante entwickelungsgeschichtliche Einblicke gewähren.

Beide Fälle wurden bei äusserlich normal gebildeten älteren männlichen Individuen beobachtet und es handelt sich in dem einen Fall um gesonderten Ursprung der Carotis interna und externa auf der linken Seite, in dem anderen um den Abgang der A. thyreoidea inf. an gleichem Orte, so dass also jedesmal aus dem Aortenbogen vier Arterienstämme entspringen, da sich, abgesehen von der Carotis communis sinistra im ersten Falle, die übrigen Hauptstämme normal verhalten. Henle[1] zählt mit Angabe der Quellen folgende bis jetzt beobachtete Ursprünge von vier Aesten auf:

1) Durch Zerfall der A. anonyma brachiocephalica in ihre beiden grossen Zweige. Die so entstandenen zwei Arteriae carotides (dextra et sinistra) und die zwei Arteriae subclaviae wechseln sehr in ihrem Ursprunge, so dass fünf Permutationen zu Stande kommen.

2) Ausser den normal entspringenden drei Stämmen findet sich noch eine aus dem Arcus entspringende A. vertebralis, eine Abnormität, die nach Meckel[2] in den meisten Fällen links sich zeigt. Mit ihr kann sich zugleich der Ursprung der A. thyreoidea inferior aus der A. vertebralis ver-

---

[1] Henle, *Handbuch der Gefässlehre des Menschen.* 1876. II. Aufl. S. 331 ff.

[2] Meckel, *Pathologische Anatomie.* 1816. Bd. II. S. 109.

binden, so dass hierdurch ein Truncus thyreovertebralis (nur links beobachtet) entsteht, und folgende Anordnung sich zeigt: Aa. anonyma, brachiocephalica, carotis sinistra, truncus thyreovertebralis, a. subclavia sinistra.

Die bisher in kurzen Umrissen beschriebenen Fälle bieten uns einen Ursprung von vier Hauptgefässen aus dem Arcus aortae. Fügen wir denselben noch die Beobachtungen hinzu, welche einen Ursprung untergeordneter Zweige aus dem Arcus verzeichnen, so wird die Zahl der oben aufgezählten Gruppen, bei denen vier Stämme aus dem Arcus abgehen, noch um vier vermehrt, nämlich:

a) eine ziemlich häufig beobachtetete A. thymica sinistra (zwischen A. anonyma brachioceph. und A. carotis sinistra).

b) die A. thyreoidea inferior dextra oder sinistra (Abgangsstelle verschieden. Meist rechts beobachtet).

c) eine A. thyreoidea ima.

d) die A. coronaria ventriculi sinistra.

Prüfen wir schliesslich noch die Fälle, in welchen die Zahl der Gefässstämme des Aortenbogens auf fünf und sechs vermehrt sind, für unsere Untersuchung, so finden wir bei Henle die Angabe, dass die A. anonyma brachioceph. fehlt und dafür alle drei Aeste völlig gesondert, oder zum Theil gemeinsam entspringen, Henle betont aber hierbei, dass der gesonderte Ursprung der A. carotis interna und externa „bisher nur an der rechten Seite beobachtet worden ist.“ [1]

Reihenfolge der Aeste: Aa. subclavia dextra, carotis externa dextra, carotis interna dextra, carotis communis sinistra, subclavia sinistra.

Die übrigen Beobachtungen von fünf Aesten haben für unseren Fall speciell kein Interesse, und ebensowenig das Vorkommen von sechs, da nur bei doppeltem Arcus aortae Trennungen von A. carotis externa und interna beschrieben sind.

Ueberblicken wir noch einmal die Angaben, in welchen es sich überhaupt um eine Vermehrung der aus dem Aortenbogen entspringenden Arterienäste handelt, so zeugen bei sonst normal gebildeter Aorta (nicht doppelter) nur sehr wenige Beobachtungen von einer Trennung der A. carotis interna und externa und diese wenigen betreffen, wie schon Henle angiebt, ausschliesslich die Carotis der rechten Seite. Weitere Befunde sind aber seitdem in der Litteratur nicht verzeichnet.

Ist somit nach Allem die uns vorliegende Carotis-Varietät schon deshalb beachtenswerth, weil sie die einzige bisher beobachtete ist, bei welcher

---

[1] Power, *Anatomy of arter.* 1860. p. 363; Quain 1844. Taf. XII, Fig. 3 p. 101.

auf der linken Seite eine vollständige Trennung zwischen A. carotis externa und interna sich zeigt, so wird sie um so interessanter durch die mit ihr verbundenen Complicationen im Verlauf anderer Arterien. Es finden sich nämlich noch weitere Abnormitäten an dem Praeparat, da die A. thyreoidea inferior sinistra aus der A. carotis interna 6·5 cm von deren Ursprunge abgeht, und merkwürdigerweise auch eine A. vertebralis superior 5·5 cm höher. Jene Arteria thyreoidea zeigt das gewöhnliche Lumen, geht in einem wenig stumpfen Winkel vom Stamme ab, um hinter der A. carotis externa zur Schilddrüse zu gelangen. Eine bulbäre Erweiterung der Carotis findet weder beim Abgang dieser A. thyreoidea inferior noch bei der normal aus der

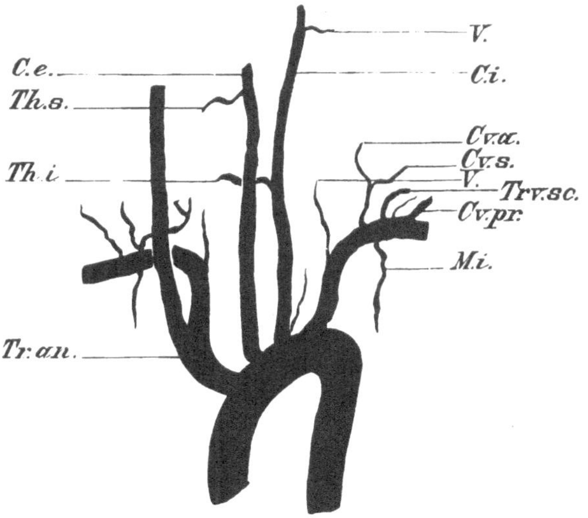

Fig. 1.

Nr. 1. 2. 3. 4. 5.: Erster, zweiter u. s. w. Aortenbogen. *Zg.* Zunge. *Sd.* Schilddrüse. *Th.* Thymusanlage. *Uk.* Unterkieferfortsatz. *Cc.* A. carotis communis. *Ci.* A. carotis interna, *Ce.* A. carotis externa. *Tr. an.* Truncus anonymus. *V.* A. vertebralis. *Th. i.* A. thyreoidea inferior. *Th. s.* A. thyreoidea superior. *Cv. a.* A. cervicalis ascendens. *Cv. s.* A. cervicalis superficialis. *Cv. pr.* A. cervicalis profunda. *Trv. sc.* A. transversa scapulae. *M. i.* A. mammaria interna. *Scl.* A. subclavia.

Carotis externa entspringenden A. thyreoidea superior statt, wie es sonst meist bei normal gebildeter A. carotis communis und thyreoidea superior sich findet.[1] Auch ist von einer starken Schlängelung der Carotis interna nichts zu bemerken gewesen.

---

[1] Binswanger, Anatomische Untersuchungen über die Ursprungsstelle und den Anfangstheil der Carotis interna. *Archiv für Psychiatrie.* Bd. IX. S. 351—368.

Leider war die A. vertebralis, welche im oberen Theil aus der Carotis int. kam, nicht mehr injicirt, und ist es daher auch diesem Umstande zuzuschreiben, dass erst nach dem Herausnehmen des Praeparates aus dem Cadaver diese Abnormität entdeckt wurde. Da der betreffende Zweig nicht injicirt war, so hatte ihn der Praeparant bis auf ca. 2 cm Länge abgeschnitten, und es konnte später, da die unmittelbare Fortsetzung fehlte, das Ende der Arterie anfänglich nicht gefunden werden. Als jedoch der Durchtritt der A. vertebralis durch das Foramen magnum demonstrirt werden sollte, fand es sich, dass linkerseits die normal entspringende A. vertebralis, welche auffallend dünn war (1 mm), nur bis zum vierten Halswirbel als ein ganz feines Aestchen ausserhalb des Canalis vertebralis verlief, und dass sie im oberen Theil des Halses durch eine nicht injicirte A. vertebralis ersetzt wurde, welche von aussen und vorn dicht über den tiefen Halsmuskeln zum Atlas zog, um zwischen ihm und dem Hinterhaupt in die Schädelhöhle einzubiegen. Diese Beobachtung, sowie die Richtung des noch vorhandenen Restes der Arterie auf den schon abgeschnittenen Anfang hin, und die Gleichheit der Lumina des noch am Schädel befindlichen Stückes und des an der Carotis interna haftenden schliessen trotz des fehlenden Verbindungsstückes jeden Zweifel aus, dass hier die functionirende A. vertebralis aus der A. carotis int. sin. kam. Es ist darnach mit der Varietät der Trennung der Carotis ext. und int. gewissermaassen noch die Abnormität eines Truncus thyreovertebralis combinirt, ein Zusammentreffen von Unregelmässigkeiten, das vielleicht auch entwickelungsgeschichtlich unsere Aufmerksamkeit für die Beziehungen zwischen Schädel und Schilddrüsenarterien in Anspruch nehmen könnte.

Um auch die weniger wesentlichen Punkte nicht unerwähnt zu lassen, in welchen das soeben besprochene Praeparat noch vom Normalen Verschiedenheiten aufweist, so ist zu bemerken, dass aus dem Truncus thyreocervicalis entspringt: die A. cervicalis ascendens und cervicalis superficialis, aus der A. subclavia überhaupt noch die A. vertebralis an gewohnter Stelle, aber verkümmert, die A. transversa scap. dicht über der A. mammaria int., und die A. cervic. profunda die A. transversa colli abgebend, gleichfalls an rechtem Ort. Dicht neben ihr, medianwärts, findet sich noch ein sehr kleiner Ast, der in die Mm. Scaleni verlief. Nur ein kleiner Arterienstamm an der hinteren Wandung der Aorta gleich hinter der A. carotis sinistra int. ist noch als abnorm anzuführen und bin ich geneigt, denselben für eine unentwickelte und abnorme A. thyreoidea ima anzusehen. Die Arterie besitzt nur einen Durchmesser von 1 mm, verlief vom Aortenbogen zur Trachea und an dieser eine kurze Strecke nach oben, ohne dass sie bis zur Glandula thyreoidea verfolgt werden konnte.

Was den zweiten Fall betrifft, in welchem 4 Arterienstämme vom

Arcus aortae ausgehen, so ist hier folgende Anordnung der Arterien gegeben: Aa. anonyma, carotis communis sinistra, thyreoidea inferior und subclavia sinistra. Es handelt sich also um den Ursprung der A. thyreoid. inf. sin., eines untergeordneten Zweiges, aus dem Arcus aortae zwischen A. carotis communis sinistra und A. subclavia sinistra. Ist schon der Abgang der A. thyreoidea inferior aus dem Arcus aortae bisher nur in wenigen Fällen beobachtet worden, so findet sich die vorliegende Varietät auf der linken Seite (wie bei uns) viel seltener und speciell der Ursprung der Arterie zwischen A. carotis communis sin. und A. subclavia sin. ist bisher nur einmal von Nicolai[1] beschrieben worden. Der Unterschied

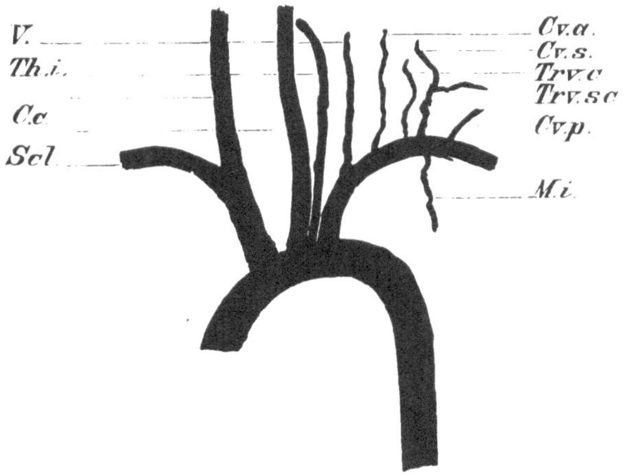

Fig. 2.

jenes Falles von dem unserigen beruht darin, dass bei Nicolai die A. thyr. inferior ziemlich klein gewesen zu sein scheint, denn er schreibt: „Horum (ramorum) tres majores eo, ut descripsi, i. e. ordinario modo collocabantur, quartus vero diametri longe angustioris, inter Carotidem et subclaviam sinistram ex ipso arcu emergens, ad Glandulae Thyroideae partem infimam flexuoso decursu properabat.“ Eine Messung der uns vorliegenden vier Stämme ergiebt die Durchmesser für A. anonyma: 14 mm, für A. carotis commun. sin.: 8 mm, für A. thyreoidea inf. sin.: 5 mm und für A. subclavia sin.: 9 mm. Hiernach zeigt die A. thyreoidea inf. sin. eine Stärke, welche mehr als die Hälfte beträgt von der der A. carotis communis sin. und welche bei normalen Gefässen der Art selten gefunden wird

[1] H. A. Nicolai, *De directione vasorum pro modificando sanguinis circulo* Argentorati 1726. p. 25.

Merkwürdig ist aber auch ferner, dass die A. thyreoidea inf. der rechten Seite, welche normalen Ursprung zeigt, einen Durchmesser von 6 mm aufweist, und dass dennoch trotz dieser überaus starken Zufuhr von Blut durch die Aa. thyreoideae inferiores und der noch dazu kommenden normalen Menge durch die Aa. thyreoideae superiores an der Glandula selbst nichts Abnormes, namentlich keine Vergrösserung zu bemerken war. Nur ein Umstand mag mit dieser Volumenzunahme der besprochenen Arterie in möglichem Zusammenhange stehen: die Stärke der A. vertebralis, allerdings auch nur auf der linken Seite, welche hier 5 mm, rechts 2·5 mm im Durchmesser maass. Der Verlauf beider Aa. thyreoideae inf. war normal, auch wurden auffallende Veränderungen in Lage oder Verlauf anliegender Gebilde in keinem der Fälle beobachtet. Mögen schliesslich noch einige entwickelungsgeschichtliche Bemerkungen über die soeben besprochenen Varietäten gestattet sein.

Henle theilt vom genetischen Standpunkt aus die sämmtlichen Varietäten des Aortenbogens in drei Hauptgruppen. Von diesen kommt für die uns vorliegenden Fälle die dritte in Betracht, welche sich durch Unregelmässigkeiten in der Entwickelung von Aesten der vierten Kiemenarterie charakterisirt. Derartige abnorme Entwickelungen beruhen einerseits auf zu geringem Wachsthum der aus dem vierten Bogen entspringenden Aeste, andererseits auf zu geringem bez. zu starkem Wachsthum der vierten Kiemenarterie selbst. Leicht verständlich und am besten zu erklären ist die Entstehung unserer Varietäten an den von His veröffentlichten Abbildungen,[1] von denen ich eine beigebe: Taf. VII, Fig. B. I. Profilconstruction eines 7 mm langen menschlichen Embryo. In der Figur (3) sind Nr. 3. 4. und 5. noch vollständig erhaltene Aortenbogen, welche nach hinten sich in die Aorta descendens ergiessen; Nr. 1. und 2. sind die durchgängig gebliebenen Theile des ersten und zweiten Aortenbogens, der gemeinsame Anfang ist als Carotis externa anzusehen, die beiden Zweige als System der späteren A. lingualis (Nr. 2) und A. maxillaris externa (Nr. 1). Der am 3. Aortenbogen hinter dem Pharynx in die Höhe steigende Ast ist Carotis interna, er ist an seinem Ende bis hinter die Augenblasen zu verfolgen (a. a. O. S. 80): „Es sind die inneren Carotiden, wie leicht ersichtlich ist, unter Umkehr der Stromrichtung aus den Aortae descendentes der Bogengebiete eins bis drei hervorgegangen; ihr Anfangsstück ist der im dritten Schlundboden verlaufende Asterienzweig.“

In Erwägung, dass die absolute Länge des uns vorliegenden menschlichen Embryo 7 mm beträgt, dass uns also das Bild eine 20 malige Ver-

[1] His, *Anatomie menschlicher Embryonen.* I. Embryonen des ersten Monats. Mit Atlas. (Taf. 1—8.) Leipzig 1880.

grösserung vorführt, ist leicht einzusehen, dass, wie His schreibt, in diesem Stadium eine eigentliche Carotis communis kaum in ihren ersten Anfängen besteht, dass also beide Carotiden die externa und die interna dicht neben einander aus dem Arcus entspringen. Bleibt nun das gemeinsame Anfangsstück der Carotiden bei gleichzeitiger Ausdehnung des Aortenbogens (4. Kiemenarterie) im Wachsthum zurück, so wird das Wachsen des letzteren in die Länge eine Trennung der ursprünglich zusammenliegenden Gefässe herbeiführen können, indem das, die beiden Gefässzweige trennende Gewebe sich schneller entwickelt als dasjenige, welches beide Gefässe in ge-

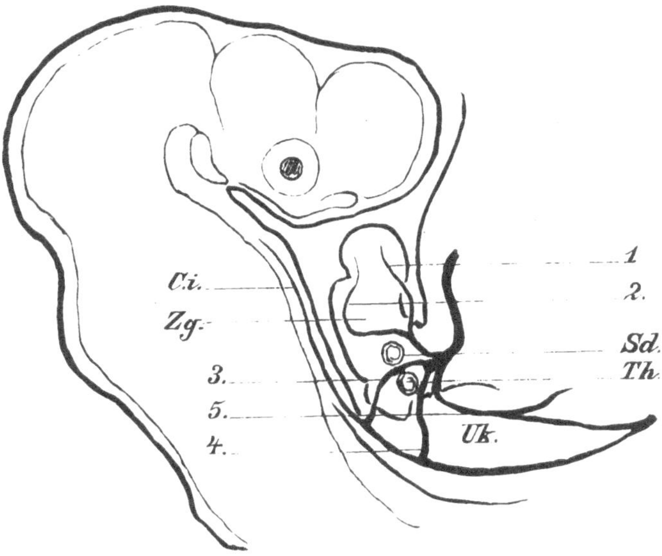

Fig. 3.

meinsamer Peripherie mit dem Arcus verbindet. Berücksichtigt man hierbei, dass es sich, wie uns das Verhältniss der Abbildung zur eigentlichen Grösse lehrt, bei dem ganzen Vorgang um mikroskopisch kleine Gebilde handelt, dass also auch die Länge der Strecken, welche die einzelnen abgehenden Stämme von einander trennen, kaum zehntel Millimeter betragen, so kann es uns nur Wunder nehmen, dass derartige Verschiebungen sich nicht öfter finden. Wie sehr aber in dem einen vorliegenden Praeparate das Wachsthum des vierten Bogens das der anderen überwog, ersieht man aus der Entfernung der einzelnen Stämme von einander. Während gewöhnlich die Ursprünge der drei Hauptstämme nur in Abständen von wenigen (nach meinen Beobachtungen 1—3) Millimetern stattfinden, betragen an unserem Praeparate die Entfernungen zwischen Aa. anonyma, carotis sinistra externa, carotis sinistra interna und subclavia sinistra entsprechend 5, 6 und 8 mm, Abstände, die naturgemäss auch eine entsprechend flache Krümmung des Aortenbogens bedingen. Diese flachere Krümmung zeigt sich am vorderen Theile des Bogens, der in seinem oberen Theil, also bei der Umbiegungsstelle um die Radix pulm. nach unten ungefähr gleichen Krümmungsradius hat, wie andere Aorten. Bei letzteren entsteigen aber die abgehenden Zweige dem vor dem Gipfel gelegenen Theile des Bogens in einer Strecke von 3 bis höchstens 4·5 cm, während bei uns 6 cm in Anspruch genommen werden, also fast die Hälfte des aufsteigenden Astes.

Ueber die Entwickelung und Entstehung der kleineren Halsarterien liegen bis jetzt noch keine ausführlichen Angaben vor. His weist nur darauf hin, „dass das Anfangsstück der Carotis externa neben der Schilddrüsenanlage liegt, und dass damit schon die Abgangsstelle der späteren A. thyreoidea superior bestimmt sei.“

Für die Erklärung unserer Abnormitäten bleiben uns daher auch nur Vermuthungen bezüglich ihrer Entstehung übrig. Bei der A. thyreoidea inferior, welche aus der Carotis interna entsprang, müssen wir eine ähnliche Anlage voraussetzen, wie bei der aus dem Arcus aortae abgehenden. In letzterem Falle entfernten sich die in ihrer Nähe abgehenden Arterien von ihr, in jenem rückte sie in Folge anderer Wachsthumsverhältnisse in das Gebiet der A. carotis interna. Eine Entwickelung, die, wie uns die Figur zeigt, bei der Nähe der Schilddrüse auch am dritten Aortenbogen leicht verständlich ist. Unerklärlich bleibt immerhin der Abgang der A. vertebralis vom oberen Theile der Carotis interna. Will man jene Fälle, bei welchen der Ursprung der A. vertebralis aus der A. carotis communis erfolgte, mit als Grund anführen, dass die Anlage der Arterie schon in der frühesten Periode der Arterienanlage überhaupt erfolgt, d. h. zu einer Zeit, in der die A. carotis communis sich erst zu bilden beginnt, so wäre die uns vorliegende Varietät ein Beweis mehr für die eine sehr frühe Anlage, wobei die eigentlich für den Bezirk der A. subclavia bestimmte Arterie ebenso wie die A. thyreoidea inferior durch abnorme Wachsthumsvorgänge der zunächst liegenden A. carotis interna zugeführt wurde und dann bei dem Wachsen dieser letzteren sich nothwendig immer weiter von ihrem normalen Ursprung entfernte. Solche Erklärung würde auch die Annahme von His (a. a. O. S. 81) bestätigen, welcher bei einem um $^1/_2$ mm längeren Embryo vor der vorderen Gehirnkante zwei Längsgefässe bemerkte, die der Lage nach als Aa. vertebrales anzusehen waren, deren Ursprung er aber nicht constatiren konnte. In anderem Falle dagegen, wenn man aus Bildungsabnormitäten keine entwickelungsgeschichtlichen Schlüsse ziehen mag, kann nur an eine spätere abnorme Bildung aus Opportunitätsrücksichten gedacht werden.

Bemerkungen zur Lehre von den Athembewegungen.

Von

F. Miescher-Rüsch.

Wenn es in der Physiologie überhaupt in sich abgerundete, von den mannigfachsten Angriffspunkten aus der Bearbeitung zugängliche Fragen giebt, so gehört gewiss hierher das alte Problem, wie die Athembewegungen zu Stande kommen, und durch welche Hülfsmittel dieselben so innig sich dem wechselnden Athembedürfniss anpassen. Völlig durchsichtig scheint uns heute die Bedeutung des Lungenluftwechsels und wir glauben sämmtliche Factoren zu kennen, welche dabei betheiligt sind. Wir kennen die Gase des Blutes und haben bestimmte, auf viele exacte Forschungen gegründete Anschauungen über die Wechselwirkung derselben mit den Geweben einerseits und der Lungenluft andererseits und über die dabei thätigen Diffusionskräfte und chemischen Vewandtschaften. Wir kennen nicht nur die bei der Ein- und Ausathmung thätigen Muskeln und ihre Nerven, sondern seit Legallois erkennen wir an, dass engbegrenzte Stellen der nervösen Centralorgane es übernehmen, den Respirationsmuskeln ihre Erregungen in einer zweckmässigen Coordination, in einer dem Athembedürfniss angepassten Stärke und Zeitfolge zufliessen zu lassen, und wir streiten fast nur noch darüber, ob diese wirksamen Centraltheile einfach oder mehrfach, ob sie im verlängerten Mark oder Rückenmark oder beiderorts zu finden seien. (1) Durch eine grosse Zahl künstlicher äusserer Einwirkungen, durch Vermittelung centripetaler Nerven, sind wir ferner im Stande, auf die Athembewegungen in mannigfacher Weise einzuwirken und namentlich ist es der sicherlich hervorragende, aber schwer völlig zu entwirrende Einfluss der in den Lungen sich ausbreitenden Vaguszweige, welcher seit Traube in den drei letzten Decennien immer wieder die Forscher angezogen und eine fast unabsehbare Reihe von Arbeiten veranlasst hat.

Trotz des enormen zur Zeit angehäuften Materials an Versuchen und Beobachtungen wird indess Jeder, der sich in diesem Gebiete orientiren will, beim Studium der umfangreichen Litteratur bald bemerken, wie schwierig es ist, aus den vorhandenen Bausteinen ein Ganzes zu errichten, wie viele innere Widersprüche noch durch kritische Analyse, und durch neue Beobachtungen zu lösen sind, bevor wir zu einer in sich zusammenhängenden klaren Athmungstheorie gelangen können. In diesem Sinne mag es vielleicht nicht ganz ohne Nutzen sein, einige der wichtigsten Controversen, die bis jetzt zu sehr gesonderte Wege gegangen sind, in ihrem gegenseitigen Zusammenhange kurz zu beleuchten, und nachdem so viele erfahrene Experimentatoren sich ausgesprochen haben, wird es auch einem bisher fernerstehenden unparteiischen Leser vergönnt werden, seine Eindrücke mitzutheilen. Einem solchen Ueberblick mögen die nachfolgenden Blätter gewidmet sein, während die noch nicht abgeschlossenen Versuche, welche damit im Zusammenhang stehen, an einem anderen Orte ausführlich mitgetheilt werden sollen.

Als Angelpunkt der Lehre von der Ursache der Athembewegungen hat während langer Zeit die immer neu auftauchende Frage gegolten: Wie entsteht, gegenüber der Ruhe des Uterinlebens, der erste Athemzug des Neugeborenen? Sind es die sensiblen Reize des Geburtsactes, die Abkühlung, die mechanischen Einwirkungen, durch deren passende Anwendung sich ja die stockende Athmung des halberstickten Kindes so wohlthätig befördern lässt, — oder liegt irgend ein Etwas im Blute der Frucht zu Grunde, was sich durch den Geburtsact verändert?

Derselbe Gegensatz ist es nun, welcher von Anfang an bis heute alle Discussionen über Athembewegungen durchzieht und wenn die Controversen heute verwickelter sind, als ehedem, so kommt dies davon, dass jetzt verschiedene Blutveränderungen unter sich und verschiedene sensible Einflüsse unter sich um die Herrschaft oder wenigstens um einen Antheil auf diesem Gebiete kämpfen.

Angesichts so vieler trefflicher Darstellungen der älteren Athmungstheorien wird es für unseren Zweck genügen, wenn wir unsere Besprechung an den Wendepunkt anknüpfen, welchen die Frage nach der Entstehung des ersten Athemzuges durch die berühmte Arbeit von Schwarz 1858 (2) genommen hat. Seit Schwarz consequenter, als bisher geschehen, den Gedanken durchführte, dass die bei schweren Geburten so gefürchteten vorzeitigen Athembewegungen der Frucht stets auf irgendwie gestörten Placentarverkehr, also aufgehobenen Gasaustausch zwischen Mutter und Frucht, zurückzuführen sei, wird derselbe Gesichtspunkt auch für die normale Athmung maassgebend, und er ist hiefür namentlich von Traube und Rosenthal (3) klar formulirt und theilweise auch neu begründet worden. Gegenüber der Theorie von Johannes Müller, dass das sauerstoffhaltige Blut das Gehirn zur Athmung anrege, wird gezeigt, dass zwar allerdings Zufuhr arteriellen Blutes stattfinden müsse, um auf die Dauer die Erregbarkeit des Gehirns zu erhalten, dass aber darin nicht der eigentliche Athemreiz zu suchen sei. Auch die von Volkmann und Vierordt (4) vertretene Idee, dass das Sauerstoffbedürfniss aller Organe durch Vermittelung aller sensiblen Nerven reflectorisch die Athmung anrege, tritt in den Hintergrund gegenüber der Anschauung, die nunmehr die Lehre von den Athembewegungen beherrscht, dass im Athemcentrum des verlängerten Markes um so stärkere Reize sich entwickeln, je venöser das durchfliessende Blut, je mehr sein Gasgehalt sich von demjenigen des normalen Arterienblutes entfernt und demjenigen eines erstickten Thieres nähert. Unter diesem Gesichtspunkt allein liessen sich vereinigen: die vorzeitigen Athembewegungen, und die Verstärkung der Athmung wie sie eintritt bei den das Blut venöser machenden Muskelanstrengungen, beim Athmen im abgeschlossenen Raume, bei fehlendem Luftwechsel und als Vorläufer der Kussmaul-Tenner'schen Krämpfe nach Unterbindung der Hirngefässe.

Der seit Anfang der sechziger Jahre zwischen Traube (5) und Rosenthal (6) geführte Streit, ob Sauerstoffmangel oder Kohlensäureüberladung das maassgebende Moment bei der Anregung der Dispnoe und der normalen Athembewegungen sei, wurde 1864, unter Zustimmung der meisten Fachgenossen durch Pflüger und Dohmen (7), dahin geschlichtet, dass Beides wirksam sei, oder wenigstens in Wirksamkeit treten könne, wenn auch in etwas verschiedener Weise! Dabei wird es nunmehr, nach den umfassenden Untersuchungen von B. Bert (8), wie von Friedländer und Herter (9), trotz des Widerspruchs von Rosenthal (10), des Vertreters der exclusiven Sauerstofftheorie, wohl sein Verbleiben haben müssen. Auf diese Discussion ziehen wir indess vor, erst später näher einzutreten.

Das Experimentum crucis für die Venositätstheorie der Athmung schien endlich gefunden, als Rosenthal (11) durch überreichliches Lufteinblasen bei Kaninchen die Athmung stillstehen sah; wie einfach und durchsichtig gewissermaassen selbstverständlich war dieses Verschwinden des Athemreizes im Gehirn bei übermässiger Lüftung des Blutes! Pflüger (12) verwendet die grösste Sorgfalt, um die geringe Sauerstoffzunahme, die das Blut durch Lufteinblasung erleidet, gasanalytisch nachzuweisen und knüpft daran weitgehende, zum Theil von ihm selbst später widerlegte Deductionen. Kaum scheint Jemand beachtet zu haben, dass schon damals Thiry (13) durch Einblasen eines Gemenges von gleichen Theilen Luft und Wasserstoffgas Athemstillstand erzielt hat.

Neben dem Athemcentrum und dessen Verhältniss zum Blut kommen jedoch auch die sensiblen Nerven wieder zu ihrem Recht. Die Theorie von

Volkmann und Vierordt, dass die Summe der Erregungen von allen sensiblen Nerven aus die Athembewegungen reflectorisch unterhalte, bemüht sich zwar Rosenthal (14) zu widerlegen und zu zeigen, dass auch nach Durchschneidung des Rückenmarks und Trennung der sensiblen Wurzeln am Hals die Athmung fortdauert. Seither hätte man sich aus pathologischen Fällen mehrfach überzeugen können, wie wenig auch bei den umfangreichsten Hautanaesthesien und Sinneslähmungen die Athmung beeinträchtigt ist (15).

Um so mehr tritt der sensible Nerv der Luftwege und der Lunge, der Nervus vagus, in den Vordergrund. Die seit Rufus von Ephesus und Galen so vielfach beschriebenen Athembeschwerden nach Durchschneidung der beiden Nervi vagi werden allmählich entwirrt und es zeigt sich, dass unabhängig von der Lähmung des Kehlkopfs, bei Thieren mit Luftröhrenfisteln, eine bedeutende Verlangsamung der Athmung eintritt. Die erste einseitige Anschauung von Marshall Hall, dass es ohne den Vagusreflex, als Vermittler des Kohlensäurereizes in der Lunge, keine unwillkürliche Athmung gebe, war leicht zu widerlegen, und auch die Idee von Schiff, dass nach Vagusdurchschneidung noch andere sensible Nerven, obwohl mühsamer, reflectorisch die Athmung unterhalten, fand keine Zustimmung. Seit jedoch, zuerst 1847, Traube durch elektrische Reizung des centralen Vagusendes Vermehrung der Athemzahl und sogar Krampf des Zwerchfells erhielt, auch dann, wenn das grosse Gehirn entfernt war, wurden allmählich die reflectorischen Beziehungen der Nervi vagi zu den Athembewegungen zu einem Lieblingsthema der Experimentatoren und es beginnt die lange Reihe von Arbeiten über centrale Vagusreizung mit ihren vielgestaltigen und widerstreitenden Ergebnissen, welche wohl heute noch nicht abgeschlossen sein mag. Eine Zeit lang schien es, als ob Rosenthal (16) die richtige Vermittelung gefunden habe, er setzte der Athembeschleunigung bei schwacher und dem Zwerchfellkrampf bei stärkerer elektrischer Reizung des Vagusstammes die Verlangsamung oder gänzliche Athemhemmung entgegen, die der gereizte obere Kehlkopfnerv hervorruft und er suchte plausibel zu machen, dass von den dem Vagusstamm zugedachten elektrischen Strömen der N. laryngeus äusserst leicht mit ergriffen werde, wodurch alle verlangsamenden und exspiratorischen Wirkungen des Vagus sich erklären sollen. Aber die Exspirationen und Athemstillstände bei Vagusreizung erschienen trotzdem wieder. Nicht nur wurden vom unteren Kehlkopfnerven, der die Trachea versorgt, solche Wirkungen nachgewiesen (17), sondern, als man anfing, ausser den Inductionsströmen auch noch die ganze Reihe sonstiger Reizmittel auf das centrale Vagusende anzuwenden (Langendorff und Knoll, 18), wurden neben den inspiratorischen reichlich exspiratorische oder wenigstens inspirationshemmende Wirkungen erhalten, viel erheblicher, als sich aus der schwachen

Wirkung des N. recurrens erklären liess. Mag sich die von Langendorff und Knoll gefundene auffallende Verschiedenheit zwischen der Wirkung mechanischer und chemischer Reize und zwischen Kettenströmen und Inductionsströmen auf Unterschiede der Reizstärke oder der Reizdauer zurückführen lassen oder nicht, sicherlich enthält auch ohne die Kehlkopfnerven der Vagusstamm Fasern, welche reflectorisch die Inspiration anregen, und solche, welche dieselben hemmen oder auch active Exspiration hervorrufen können.

Bevor wir jedoch diese Thatsachen für die Theorie der Athembewegungen verwerthen, erinnern wir uns daran, dass auch Vagusfasern vom Magen und anderen Baucheingeweiden her reflectorisch auf Inspirations- und Exspirationsmuskeln wirken können, so beim Brechact, wo Zwerchfell und Bauchmuskeln eine Hauptrolle spielen. Es ist daher nicht überflüssig, die Beweise hervorzuheben, welche für eine zwiefache reflectorische Wirkung der eigentlichen Lungenfasern des Vagus sprechen. Wir erinnern hier an die evidenten Inspirationswirkungen, Athembeschleunigung mit etwas Zwerchfellkrampf, welche Knoll (19) auch nach Durchschneidung der Nn. recurrentes noch erhielt, wenn er die Thiere Chloroform oder Aetherdämpfe einathmen liess. Die augenblicklich eintretende Wirkung und das Fehlen derselben nach Vagotomie, lassen an der reflectorischen Natur dieses Vorganges nicht zweifeln.

Von allen über den Vagus bis jetzt vorliegenden Thatsachen lassen sich jedoch für die Theorie der normalen Athmung am unmittelbarsten die bekannten schönen Versuche von Hering und Breuer verwerthen (1868, 20); deren Ergebnisse sind in den Hauptzügen von allen späteren Beobachtern bestätigt worden, welche ihre Versuchsthiere nicht allzutief narkotisirten (21). Nach Hering und Breuer wirkt bei narkotisirten Thieren, solange die Nervi vagi intact sind, eine Ausdehnung der Lunge, gleichviel ob durch positiven oder negativen Druck, gleichviel ob Luft oder Wasserstoff eingeblasen, zunächst hemmend auf jede Inspiration, die gerade im Gange ist oder eben kommen sollte; sodann entsteht aber, namentlich bei höheren Ausdehnungsgraden, eine active, insbesondere an den Bauchmuskeln bemerkliche Exspirationsbewegung, die, wenn die Luftröhre verschlossen ist, an Energie immer zunimmt, bis sie endlich durch tiefe Inspirationen unterbrochen wird. Von der langsamen tiefen und stossweisen Athmung nach Vagusdurchschneidung würde sich also die normale Athmung dadurch unterscheiden, dass jede durch den Reiz des venösen Blutes hervorgerufene Einathmung, sobald ein gewisser Ausdehnungsgrad der Lunge erreicht ist, durch eine Reflexhemmung vom N. vagus aus coupirt wird. Dadurch wird der vom verlängerten Mark ausgehende Athemreiz genöthigt, seine Befriedigung in einer grösseren Anzahl flacherer

Athemzüge zu suchen, und es wird sowohl an Muskelanstrengung gespart, als auch übermässige Beeinflussung der Circulationsverhältnisse in der Brusthöhle vermieden. Sobald die Vagi durchschnitten sind, bleiben nicht nur diese Wirkungen aus, sondern es fehlt auch bei künstlicher Respiration die seit Traube bekannte Anpassung der spontanen Athembewegungen an den Rhythmus der Einblasungen.

Weniger durchsichtig ist das zweite Hauptergebniss von Hering und Breuer: Jede plötzliche Verkleinerung der Lunge, sei es die Rückkehr des aufgeblasenen Organs zum Normalvolum, sei es die noch weitere Verkleinerung durch Aussaugen, das gänzliche Zusammenfallen bei Eröffnung des Brustraumes, oder endlich sogar das weitere Aussaugen der collabirten Lunge, führt, so lange die Nervi vagi intact, zu einer sofortigen Inspirationsbewegung. So sicher diese Erscheinung und ihre Beziehung zum N. vagus feststeht, so wird sich doch kaum eine anatomische Anordnung von Nervenenden denken lassen, vermöge welcher die Ausdehnung der Lungenbläschen und Bronchien einerseits und die Erschlaffung derselben andrerseits jede ihre selbstständigen Erregungseinflüsse ausüben sollte. Unseres Erachtens wird man entweder die inspiratorischen Wirkungen des Vagus auf ein anderes, nicht mechanisches Reizmittel zurückführen müssen, das vielleicht in der Exspirationsluft enthalten sein kann; oder man begnügt sich mit der einfachsten Annahme, dass von dem im Athemcentrum vorhandenen Inspirationsreiz immer ein gewisser Theil durch die centripetale Hemmungswirkung des vorhandenen Expansionsgrades compensirt sei, so dass erst nach Durchtrennung der diese Hemmung vermittelnden Vagusbahn der Inspirationsreiz in seiner ursprünglichen Stärke hervorbreche. Man kann sich denken, dass die natürliche Form der Nervenenden durch ihre anatomische Anordnung in der fötalen luftleeren Lunge bestimmt sei, gegenüber welcher auch die möglichst collabirte lufthaltige Lunge noch gedehnt ist, und dadurch Erregung unterhält. Beide Möglichkeiten sind von Hering und Breuer bereits angedeutet; durch ein besonderes, wohl nicht ganz eindeutiges Experiment suchen sie sogar nachzuweisen, dass vom Vagus noch andere als mechanische Reize ausgehen müssen, da Vagusdurchschneidung die Zahl der Zwerchfellcontractionen auch dann verändert, wenn zuvor bei eröffnetem Thorax ein Luftstrom durch die vielfach durchstochenen Lungen geleitet und so jede Volumänderung des Organismus vermieden war.

Für die Anschauung, die wir uns vom Wesen dieser verschiedenen Vaguswirkungen bilden, ist es maassgebend, ob Rosenthal (22) im Recht ist, wenn er aus den Athemgrössen oder durch Integration der Respirationscurven zu beweisen sucht, dass die Leistungen der Athemorgane vor wie nach Vagusdurchschneidung gleich und nur zeitlich verschieden vertheilt sind, — oder ob wir, was mir richtiger scheint, Gad (23) zustimmen, wenn er auf die vorwaltend inspiratorische Form seiner Athemcuvren vagotomirter Thiere hinweisend, in der Vaguswirkung unter anderem eine Reduction des inspiratorischen Athemreizes, eine echte Hemmungswirkung sieht, nach Analogie des Froschherzens, welches bei Vagusreizung unter gleichem Füllungsdruck nicht nur seltener, sondern auch schwächer schlägt (Coats).

Leider, möchten wir fast sagen, hat auch der vielgepriesene Versuch über Apnoe dem Vagus seinen Tribut entrichten müssen. Nachdem Thiry (24) schon 1865 gezeigt, dass Apnoe sich auch durch Einblasen von zur Hälfte mit Wasserstoff verdünnter Luft hervorrufen lasse, brachte die unter Buchheim und Schmiedeberg gearbeitete Dissertation von Paul Hering (25) die überraschende Mittheilung, dass er im Arterienblute apnoischer Katzen im Mittel nicht mehr, eher weniger Sauerstoff als bei normal athmenden Thieren finde, und dass die Kohlensäure bedeutend, bis auf die Hälfte vermindert sei. Wenn es ferner Ewald (26) in Pflüger's Laboratorium durch verbesserte Methode und Anordnung gelingt, zwischen dem Arterienblut eines und desselben Hundes mit und ohne Apnoe eine minime Sauerstoffdifferenz (von 0·1 bis 0·9 Procent) zu finden, so zeigt sich dafür, dass das Blut der Vena femoralis meist ganz erheblich ärmer an Sauerstoff ist (zuweilen bis auf $^1/_3$ des früheren Gehaltes) und Ewald kommt zu dem anscheinend paradoxen Schlusse, dass der Sauerstoffgehalt des Körpers im Ganzen eher vermindert als vermehrt sei.

Auch Ewald findet die Kohlensäure des Arterienblutes auf die Hälfte oder noch weniger herabgesetzt, und man muss sich beinahe wundern, dass nun nicht eine auf diese exquisite Kohlensäureausspülung gegründete Theorie der Apnoe sich Geltung verschaffen konnte, für die schon P. Hering entschieden eingetreten war. Statt dessen, und gewiss auch nicht ohne Berechtigung, richtete Ewald seinen Blick auf die Circulationsverhältnisse, auf das bedeutende Sinken des Aortendruckes und der Herzarbeit, welches der Druck der eingepressten Luft durch Hemmung des Rückflusses zum Herzen hervorbringt. Wegen des enorm verlangsamten Blutlaufes verliert das Blut in den Geweben mehr von seinem Sauerstoff; dafür bleibt es dann aber auch länger in der Lunge und fliesst um 0·1 bis 0·9 Procent Sauerstoff reicher in's Gehirn. Als sodann Pflüger durch sanfte, schonende Lufteinblasungen eine Apnoe mit hellrothem Venenblut erhielt, schien dem Sauerstoffüberschuss wieder die Hauptrolle bei der Entstehung der Apnoe gesichert zu sein. Und als schliesslich 1879 Filehne (27) sich überzeugte, dass nicht nur das Venenblut, sondern auch das Arterienblut dunkler werden kann als normal, bevor endlich der erste Athemzug erscheint, so traten gerade damals, wie unten erörtert werden soll, ganz andere

Gesichtspunkte auf, die sowohl Sauerstoff als Kohlensäure in den Hintergrund drängten.

Wenn übrigens Pflüger, ohne die Abnahme der Kohlensäure für gleichgültig zu halten, doch zu einer Sauerstofftheorie der Apnoe hinneigte (28), so geschah dies im Zusammenhang mit der Idee, dass dadurch mittelst der erhöhten Sauerstoffspannung Gelegenheit zu vollständigerer Zerstörung der reducirenden Stoffe in den Geweben gegeben sei, so dass nachher wegen Mangels solcher Stoffe vorübergehend weniger Sauerstoff consumirt werde (29); diese Annahme haben später Pflüger und seine Schüler in ihren Stoffwechselversuchen nicht bestätigt gefunden (30).

Dass bei der Apnoe Circulationsverhältnisse einen grossen Einfluss ausüben, ist leicht verständlich, angesichts der ganz veränderten Druckverhältnisse im Thorax, die ja bekanntlich auch im Kymographion sich ausprägen. Die bald dunklere, bald hellere Farbe des Venenblutes mag sich daraus erklären, dass ein rücksichtsloses Einpressen von Luft Stauungserscheinungen hervorruft, während bei schonender, bloss die Nachgiebigkeit des Zwerchfells verwerthender Einblasung die stärker ansaugende Wirkung der mehr und öfter erhöhten Lungenelasticität ungehemmt zur Geltung kommt, welche die Füllung des Herzens und somit den Kreislauf befördert. Wir möchten sogar darin Ewald beistimmen, dass in den Versuchen mit dunklem Venenblut der langsamere Kreislauf, das längere Verweilen des Blutes in der Lunge an der beobachteten kleinen Sauerstoffvermehrung im Blut viel grösseren Antheil hat, als die geringe, in Folge besseren Luftwechsels erhaltene Steigerung der Sauerstoffspannung in der Lunge.

Die minime, bei Apnoe constatirte Vermehrung der Sauerstoffmenge im Arterienblut hat Ewald in ihrer Bedeutung zu potenziren gesucht, indem er darin eine bedeutende Erhöhung der Sauerstoffspannung annahm, die nach voller Sättigung des Farbstoffes durch physikalische Absorption um ein Vielfaches steige (31). Aber warum werden, bei viel höherem Partiardruck, die Arbeiter in den Caissons pneumatischer Fundationen nicht apnoisch, warum sieht man, fragt Hoppe-Seyler, nichts von Apnoe beim Athmen in reinem Sauerstoff? Ein Hund kann normal athmen, während je nach den Umständen des Versuches sein Arterienblut hohe Spannung und volle Sättigung an Sauerstoff (Herter) besitzt, und wieder anscheinend normal athmen, während er hinter seiner Sättigungscapacität merklich ($^1/_{10}$ und darüber) zurückbleibt (32).

Demgegenüber kann durch reichliches Lufteinblasen die Kohlensäure so gründlich aus Blut und Geweben ausgespült werden, dass nachher für viele Minuten eine bedeutende Depression der Kohlensäureabgabe eintritt (Finkler und Oertmann) und der Kohlensäuregehalt des Blutes nach beinahe stundenlanger normaler Athmung immer noch unter seinem früheren Werthe bleibt (33).

Nicht unerwähnt möge ferner an diesem Orte die unter Donders 1869 gearbeitete, zu wenig beachtete Dissertation von Berns (34) bleiben, wo auf Taf. VII mehrere Athmungscurven von Kaninchen mit genauer Zeitmessung zeigen, wie rasch und sicher eine regelrechte Apnoe coupirt werden kann. Durch eine einzige Kohlensäureeinblasung im Beginn oder Verlauf derselben, gegenüber von Controlversuchen mit mechanisch möglichst gleicher Lufteinblasung. Auf Grund der gesammten hier dargelegten Thatsachen kann es daher keinem Zweifel unterliegen, dass die Erklärung der Apnoe aus Sauerstoffüberschuss längst als definitiv widerlegt betrachtet werden muss. Soweit überhaupt die Apnoe mit Blutgasen etwas zu schaffen hat, kann einzig und allein die Kohlensäure des Blutes in Betracht kommen.

Die neueste Wendung in der für die Theorie der Athembewegungen so entscheidenden Apnoefrage knüpft sich endlich, wie schon oben angedeutet, an Reflexwirkungen centripetaler Nerven. Schon der von Rosenthal entdeckte Stillstand des Zwerchfells in Erschlaffung bei elektrischer Reizung des N. laryngeus sup. musste in Fällen, wo es nicht zu activer Exspiration kam, im Grunde den Vergleich mit Apnoe wachrufen, und dies gilt noch in viel höherem Grade von den reflectorischen Athemstillständen, welche durch Reize auf gewisse sensible Flächen hervorgerufen werden können, so beim Eintauchen von Thieren in beliebig temperirtes Wasser. Dabei haben Rosenthal und Falk (35), die Entdecker dieses Reflexes, besonders die Brusthaut bevorzugt gefunden, während Fréderic q (36), in Uebereinstimmung mit früheren Angaben von Kratschner (37) über reflectorische Athemhemmung bei Einwirkung saurer Dämpfe auf die Nasenschleimhaut, die frappantesten Ergebnisse durch Berieselung der Nasenöffnung erhielt, bis zu Athmungs-Stillständen von 20 Secunden beim Kaninchen. Fréderic q erhielt auf diese Weise die längste Dauer der Athemhemmung, bis zu 12 Minuten, bei Schwimmvögeln (Enten), wo die Zweckmässigkeit dieser Einrichtung für den Tauchact besonders in die Augen springt und die Möglichkeit eines so andauernden Stillstandes wohl in dem grossen Luftvorrath der Luftsäcke im Verein mit dem hohen Hömoglobingehalt des Blutes beruhen mag. Von Reflexhemmungen der Athmung ist ferner noch zu nennen der von J. C. Graham 1881 (38) entdeckte exquisite Hochstand des Zwerchfells bei centraler Splanchnicusreizung, wobei allerdings gleichzeitig in der Regel die Bauchpresse activ exspiriren hilft.

Was endlich den N. vagus anbelangt, so häuften sich immer mehr die Beobachtungen über exspiratorische Athmungsstillstände durch Vagusreizung bei passender Wahl der Reizmittel und Reizstärken. Immer schwieriger scheint es ferner, alle die verschiedenen Athemstillstände zu scheiden uud herauszufinden, wie viel von jedem dieser Fälle auf Reflexhemmung, auf Schwäche des Athemcentrums, auf wahrer Herabsetzung des Athemreizes beruhe. Wie wollte man z. B. erklären (Rosenbach, 38*), dass halbverblutete Thiere so leicht apnoisch gepumpt werden können, während doch die gestörte Gewebeathmung des verlängerten Marks gerade recht dyspnoeerregend sein sollte, und dass nach doppelseitiger Vagusdurchschneidung durch Lufteinblasungen keine Apnoe mehr zu erzielen sein soll. Letzteres hat zuerst 1871 Brown Séquard (39) behauptet, und die späteren Autoren, Filehne (40), Rosenbach (l. c. p. 109), Knoll (41) und Andere haben ihm wenigstens insoweit beigestimmt, dass Athemruhe über die Dauer der Einblasungen hinaus bei solchen Thieren entweder überhaupt nur unvollkommen (Knoll), oder wenigstens schwieriger und nur für kürzere Zeit zu erzielen sei (Filehne, Rosenbach). Brown-Séquard behauptete denn auch, obwohl mit ungenügenden Belegen, dass die Apnoe als Reflexhemmung durch mechanische Reizung des Vagus entstehe; nur hielt er später (41*) auch centripetale Fasern im Phrenicus und anderen Zwerchfellnerven daran betheiligt, was Filehne (40) durch Apnoe nach Vagotomie und Halsmarktrennung widerlegte.

Etwas weniger einseitig sprach sich 1877 Rosenbach (a. a. O. S. 112) für Betheiligung von mechanischer Vaguserregung bei der Apnoe aus, und endlich eröffnete 1879 Hoppe-Seyler (42) den entscheidenden Feldzug gegen die ältere Deutung der Apnoe und betonte, indem er auf die hohe Sauerstoffspannung und daher volle Sauerstoffsättigung des Blutes normal athmender Hunde nach Herter's (43) Versuchen hinwies, dass lediglich mechanische Momente an dem Apnoephänomen die Schuld tragen müssten. Während Hoppe-Seyler noch mehr von Misshandlung und Ermüdung des Respirationsapparates im Allgemeinen spricht, hat sich von da an unter den Händen von Gad, Frédericq und Knoll (44) eine Auffassung des apnoischen Zustandes entwickelt, welche von dem früheren Bilde ganz wesentlich abweicht. Nicht nur frische Luft giebt Apnoe, sondern, so lange die Nn. vagi intact sind, auch das Hin- und Herpressen von derselben immer schlechter werdender Ausathmungsluft zwischen der Lunge und einem Kautschukbeutel bei schon dunkelem Blut im linken Herzohr (Gad 45). Hebt man (Gad), während einer Einblasungsapnoe, durch plötzliches Abkühlen des N. vagus, also ohne jede begleitende Reizung, die Leitung in demselben auf, so wird die Apnoe unterbrochen oder verkürzt. Auf eine ganz besondere, mit gewöhnlicher Dyspnoe nicht identische Hemmung im Athemcentrum deutet die Beobachtung von Knoll, dass in späterem Stadium eines längeren durch Lufteinblasungen herbeigeführten Athemstillstandes die Athmung noch stillstehen kann, während nicht nur dunkles

Blut, sondern schon eigentliche Erstickungserscheinungen, vasomotorische Blutdrucksteigerung, Pulsverlangsamung und dyspnoische Darmbewegungen aufgetreten sind, ja, dass selbst der Kussmaul-Tenner'sche Versuch, die Unterbindung der Hirngefässe, zwar Krämpfe, aber keine Athembewegungen hervorruft.

Ueberblicken wir die Summe dieser Thatsachen, so ist nunmehr für uns die Apnoe, anstatt eines wie bisher durchsichtigen eleganten Schulexperimentes zur Illustration der herrschenden Athmungstheorie, vielmehr ein verwickelter, im einzelnen Falle oft schwer zu entwirrender Vorgang geworden. Auch fernerhin wird der Gasgehalt des Blutes, und zwar nach unserer Auffassung einzig und allein die Kohlensäure, dabei eine gewisse Rolle spielen. Es giebt, auch nach Ausschaltung des Vaguseinflusses, noch eine Apnoea vera, die, als völliger Stillstand oder auch als blosse Abschwächung der Athemzüge auftretend, wirklich von der Verminderung des Kohlensäurereizes im Athemcentrum herrührt. Einen besonders schlagenden Fall von echter, nicht reflectorischer Apnoe scheint Bieletzky (45*) erhalten zu haben, indem er bei einem Raubvogel einen constanten Luftstrom durch Lunge und Luftzellensystem bis zu Gegenöffnungen in den Knochen leitete, wobei keinerlei Wechsel des Ausdehnungsgrades der Lunge soll stattgefunden haben. Leider wird die Beweiskraft des Versuches für unsere Frage dadurch beeinträchtigt, dass die Nn. vagi, wie es scheint, intact waren.

Neben dieser Apnoea vera fehlt jedoch beim intacten Thiere nach rhythmischen Einblasungen wohl niemals völlig der von den Lungenfasern des Vagus ausgehende Hemmungsreflex, die Apnoea vagi, und beherrscht bald mehr, bald weniger das Feld, je nach den erzielten Ausdehnungsgraden der Lungen und je nach der Frequenz der Einblasungen, wovon die Cumulirung der langsam abklingenden Vaguserregungen abhängt (Gad). Die Apnoea vagi ist wiederum ein Specialfall der exspiratorischen Athemstillstände, wie sie von den Nn. laryngei, von den Trigeminusfasern der Nasenhöhle und vielleicht noch von anderen Nerven ausgelöst werden, und die wir als Apnoeae spuriae zusammenfassen können.

In Bezug auf die Apnoea vera ist hinwiederum die Reaction des Athemcentrums nicht nur von der Stärke des Kohlensäurereizes in den Ganglienzellen abhängig; sie ist ausserdem eine Function der Erregbarkeit. Für die Erhaltung der letzteren ist vor Allem Sauerstoffzutritt nothwendig, sie ist aber auch von der Tiefe einer etwaigen Narkose, von der Temperatur und von anderen die Lebensenergie modificirenden Factoren in hohem Grade abhängig; Reiz und Erregbarkeit sind auch hier, wie anderwärts, soviel als möglich auseinanderzuhalten.

Widersprechende Angaben über die Wirkung von Circulationsstörung oder von asphyctischer Blutbeschaffenheit auf das Athemcentrum erklären sich daraus, dass der Reiz langsamer zunehmen kann, als die Erregbarkeit abnimmt, oder umgekehrt.

In den vorstehenden Blättern haben wir möglichst vorurtheilslos zu prüfen gesucht, wie die einzelnen bei der Athemregulirung betheiligten Factoren im Lichte älterer und neuerer Forschungen sich darstellen. Es fragt sich nun weiter, welches Gesammtbild der Athemregulirung sich aus diesen einzelnen Zügen entwerfen lässt. Es wird sich auch noch Gelegenheit bieten, eine bis jetzt zurückgelegte Hauptfrage zu erörtern, nämlich die definitive Abrechnung zwischen Sauerstoffmangel und der Kohlensäure als erregenden Momenten bei den verschiedenen Graden und Bedingungen der Athmungsthätigkeit. Dabei haben wir wohl zu unterscheiden zwischen der Aufgabe, die Symptome einer Störung des Gasaustausches, die Erstickungserscheinungen, zu erklären, uud zwischen dem Problem der normalen Athmung.

Den Schlüssel zum Verständniss der Athemregulirung hat man denn auch neben der Apnoe vor Allem in den Vorgängen gesucht, welche bei den verschiedenen Arten der Erstickung an den Organen der Respiration und des Kreislaufs sich abspielen; mit ihnen ganz vorzugsweise hat sich die Forschung beschäftigt. Nachdem seit Wilhelm Müller und Traube das zweideutige Athmen im geschlossenen Raum besonderen Experimenten über Wirkung von Sauerstoffmangel und von zureichend sauerstoffhaltigen Gasgemischen Platz gemacht, nachdem für den Sauerstoff die oberen, für die Kohlensäure die unteren, eben Dyspnoe erzeugenden und dann wieder die tödtlichen Partialdrucke aufgesucht, die Störungen des Gaswechsels bis in die Blutgase hinein verfolgt worden sind, nachdem man auch am Circulationsapparat die Folgen gestörter Lüftung des Blutes erforscht und unter sich, wie mit der Athemdyspnoe in Beziehung gesetzt hat, — lässt sich, so scheint es wenigstens, das Bild der Erstickung in ziemlich sicheren Umrissen entwerfen, insoweit es sich dabei um Nervencentra, Herz und Gefässe handelt.

Dass Thiere zunächst Dyspnoe, d. h. verstärkte Athembewegungen, zeigen, sowohl wenn ihrer Lunge Kohlensäure, mit genügendem Sauerstoff gemischt, zugeführt wird, als wenn sie den indifferenten Wasserstoff oder Stickstoff mit wenig oder keinem Sauerstoff einathmen, wird heute wohl von allen an unserer Frage betheiligten Forschern zugegeben. Die ersten wirklich genauen Aufschlüsse über beide Arten von Gasgemischen giebt die noch heute grundlegende Arbeit von Dohmen (7) aus Pflüger's Laboratorium (1864); das grosse Werk von P. Bert „sur la pression barométrique" ist eine unerschöpfliche Fundgrube von wohl ausgedachten Versuchen, von eigenen und fremden Beobachtungen und Erfahrungen mannigfacher Art. die unser Gebiet berühren; sehr werthvolle Daten, mit Verfolgung von Blutdruck und Respiration und genauen Analysen der einwirkenden Gasgemische bieten endlich die 1878 publicirten Arbeiten von Friedländer und Herter (9).

Die Dyspnoe äussert sich beim Kaninchen vor Allem in Vertiefung der Athemzüge und daher bedeutender Zunahme der Athemgrösse, während, im Gegensatz zur alltäglichen Erfahrung am Menschen, ein Steigen der Athemzahl zwar in erheblichem Maasse eintreten kann, doch bei weitem nicht so constant, wie die Athemtiefe; jedenfalls wird sie viel mehr als diese durch Nebenumstände, wie vorhergegangene Frequenz, bestehende sensible oder psychische Erregungen beeinflusst. Vielleicht mag es — im Sinne von Köhler's (46) Erfahrungen bei mechanischer Respirationsstörungen — in Dohmen's Versuchen von dem merklichen Widerstand der Ventile und Wassersäulen herrühren, dass seine Kaninchen in Wasserstoff, Stickstoff oder Gemengen dieser Gase mit Luft fast gar keine Beschleunigung, in Kohlensäure-Sauerstoffgemischen nur in der ersten Minute eine rasch vorübergehende Steigerung der Frequenz zeigten, während Friedländer und Herter bei Kaninchen, die ohne Athmungswiderstände in Glasglocken verweilten, namentlich andauernd bei Sauerstoffmangel, aber auch bei nicht zu plötzlicher starker Kohlensäureeinwirkung (in abgeschlossner Sauerstoffatmosphäre) wenigstens Anfangs grössere Athemzahl constatirten. Es haben ja, wie Thiry bekanntermaassen nachweist (47), sowohl W. Müller als späterhin Rosenthal wegen des Widerstandes ihrer Quecksilberventile die Kohlensäuredyspnoe überhaupt nicht beobachten können und daher die Wirkung der Kohlensäure, die ja nie zu den heftigsten Reizungserscheinungen führt, entweder geleugnet, oder, wie noch neuerdings Rosenthal (48), doch möglichst ins Hintertreffen gerückt.

Dem Sauerstoffmangel und der Kohlensäurewirkung ist ferner gemeinsam die bekannte Wirkung auf den Kreislauf, die Gefässcontraction, welche, schon früher beginnend, im Kampfe mit einer pulsverlangsamenden Vagusreizung schliesslich das Feld behauptet; daraus resultirt eine Erhöhung des Aortendruckes, welche ihrerseits wieder das Herz zu schnellerer Schlagfolge reizt, vorbehalten die etwaige Betheiligung der Nn. accelerantes.

Trotz dieser namentlich in den Anfangsstadien bestehenden Aehnlichkeit muss jedoch der so vielfach gemachte Versuch, die Wirkung der Kohlensäure aus Sauerstoffmangel zu erklären oder umgekehrt, definitiv aufgegeben werden. Weder hindert Sauerstoffmangel den Austritt der Kohlensäure, noch Kohlensäure die Sättigung des Blutes mit Sauerstoff, wie Pflüger schon 1868 bewiesen hat (durch vergleichende Blutgasanalysen bei Hunden, die in Stickgas erstickt, neben solchen, die mit Kohlensäure hoher Spannung vergiftet waren). Auch der Versuch, bei der so rasch Sauerstoff entziehenden Kohlenoxydvergiftung die Dispnoe aus primärer Herzschwäche und daher Kohlensäureretention wegen Hirnanämie abzuleiten, findet in den Experimenten von Pokrowsky (49) keine Stütze; die Dyspnoe durch CO erfolgt schon frühe, bei hohem Blutdruck und kräftiger Herzaction. Mit etwaigen bulbärvasomotorischen Theorien, die sich endlich etwa noch in dieser Richtung ausspinnen liessen, brauchen wir uns vollends nicht aufzuhalten, angesichts der fundamentalen Thatsache, dass die Wirkungen des Sauerstoffmangels und der Kohlensäure nur in ihren Anfängen oder ihren schwächsten Graden einander ähnlich sind, im weiteren Verlauf aber weit auseinandergehen. Alle sorgfältigen Beobachter, W. Müller, Dohmen, P. Bert, Friedländer und Herter berichten übereinstimmend, dass unterhalb eines bestimmten Partiardrucks an Sauerstoff, über dessen Grenze allerdings die Angaben schwanken, erst verstärkte Athmung kommt, dann exquisite Dyspnoe, dann zu einer Zeit, wo noch 3—4% Sauerstoff vorhanden sein können, und bis zu welcher Bewusstsein und Reflexerregbarkeit erhalten sind, Erstickungskrämpfe, auf welche nach ganz kurzem Lähmungsstadium der Tod unmittelbar folgt. Dem gegenüber erregt schon ein sehr mässiger Partiardruck von Kohlensäure, der sogar geringer als in normaler menschlicher Exspirationsluft sein kann (50), merklich verstockte Athmung, 10—12% machen schon lebhafte Dyspnoe, mit tiefer Einathmung und activer Exspiration; so kann es, wenn für Constanz des Kohlensäuregehaltes gesorgt ist, einige Zeit fortgehen; nimmt aber die Kohlensäure zu, so geht, ohne dass Krämpfe eintreten, die Dyspnoe bald über in die Kohlensäurenarkose, in welcher das Thier gelähmt, bewusstlos, reflexlos und mit immer selteneren und flachern Athemzügen daliegt; schliesslich kommt es zu einem Scheintod, aus welchem aber noch ziemlich lange Zeit hindurch durch Einblasung frischer Luft das Thier wieder erweckt werden kann, während ein durch plötzlich eingetretenen Sauerstoffmangel ersticktes Thier fast augenblicklich nach dem letzten Athemzuge unrettbar verloren ist.

Interessant ist die neuerdings von Bernstein mitgetheilte und durch Athmungscurven belegte Thatsache, dass Kohlensäure-Luftgemische von 15% CO_2 und darüber bei vagotomirten, zuweilen auch bei normalen Kaninchen vorwiegend die Exspiration verstärken, während Wasserstoffathmung resp. Sauerstoffmangel eine ganz vorwaltend inspiratorische Dyspnoe erzeugt. Einen eleganteren Beweis, dass der Kohlensäure- und der Sauerstoffmangel unabhängig von einander das Athemcentrum beeinflussen, wird man sich kaum wünschen können.

Dass die erhöhte Kohlensäurespannung ferner direct als chemischer Reiz, nicht indirect durch Hemmung irgend welcher Stoffwechselvorgänge, auf das Athemcentrum wirkt, scheint uns deutlich hervorzugehen aus den Zeitmessungen von Berns (51) über das Intervall zwischen einer Kohlensäureeinblasung und dem ersten verstärkten Athemzug. Dabei habe ich die sog. „indirecte“ Wirkung von Berns, die sicher vom Athemcentrum herrührt, im Auge, nicht die „directen“, reflectorischen, von Knoll (19) bestrittenen Vorläufer. Diese centrale Wirkung tritt beim Kaninchen als Veränderung des spontanen Athmungstypus nach 1·7—2·6 Secunden und als Verkürzung einer Apnoe — wobei der mechanische Factor durch Controlversuche eliminirt war — nach 1·3—2·1 Secunden ein, d. h. so rasch als nur irgend das Lungenblut in die Medulla gelangen konnte; für eine Retention irgend welcher noch zu bildender reizender Stoffwechselproducte bleibt gar keine Zeit. Es wäre interessant, aber nicht leicht, ähnliche Bestimmungen auch für die Sauerstoffdyspnoe zu versuchen, für welche vielleicht die Sache sich anders verhalten mag. Die Vorstellung, dass geringe Spannungsunterschiede an Kohlensäure direct als Reiz wirken oder vorhandene Erregung erheblich steigern, kann Niemand mehr befremden, seitdem durch Pfeffer's neueste schöne Untersuchungen „über Richtungsbewegungen durch chemische Reize“ eine so grosse und so fein abgestufte Reizbarkeit vieler Protoplasmen gegenüber gewissen verdünnten Säuren nachgewiesen ist; nach Analogie seiner Erfahrungen über den Einfluss von Concentrationsunterschieden ist sogar zu vermuthen, dass gerade bei geringer CO_2-Tension eine gegebene Spannungsdifferenz ganz besonders wirksam sein wird.

Sind nun aber, so möchten wir weiter fragen, diese Kenntnisse über Erstickung ausreichend, um sofort ein klares Bild über das Zusammenwirken aller Factoren bei der normalen Athmung aufstellen zu können? Werfen wir einen Blick auf die Lehrbücher und die sonstige gangbare medicinische Tageslitteratur, so finden wir, sobald von Athemregulirung die Rede ist, ein eigenthümliches Schwanken. Hier wird die Rosenthal'sche Sauerstofftheorie der Dyspnoe und Apnoe vorgetragen und unsere Klimatologen, gestützt auf P. Bert's mehrfach bemängelte Blutanalysen, spinnen Hypothesen aus über die Heilwirkung der um 20—30 mm Hg verminderten Sauerstoffspannung unserer Höhenkurorte; daneben finden Fränkel und Geppert (52) in luftverdünntem Raum bei einem Partiardruck des Sauerstoffs, der um zwei Fünftheile hinter dem normalen zurückbleibt, unverminderten Sauerstoffgehalt des Blutes und kaum veränderte Respiration. Andere wiederum lehnen sich an Traube an und sprechen mehr von Kohlensäure; diesen muss es etwas unbequem sein, dass nach Bernstein die Kohlensäure exspiratorisch wirken soll, während wir bei jedem Treppensteigen vor Allem tiefer einathmen. Die Behutsameren lassen einfach Sauerstoffmangel und Kohlensäure einträchtiglich zusammen die Athmung reguliren, als ob dies für den Organismus zwei zum Verwechseln gleichgültig analoge Factoren wären. Was den Vagus betrifft, so haben bis jetzt nur die Aufblasungsversuche von Hering und Breuer das Vorrecht, in unseren Anschauungen über normale Athembewegung verwerthet werden zu können; mit dem ganzen Gebiet der inspiratorischen Vaguswirkungen weiss, seit Knoll die Angaben von Berns über reflektorische Erregung durch Kohlensäure ausser Cours gesetzt hat, die Lehre von der normalen Athmung trotz Traube's Hypothesen einfach gar nichts anzufangen. Sollen wirklich diese vagen, unsicheren Umrisse einer Theorie der normalen Athmung das Resultat 30jähriger Arbeit so vieler vorzüglicher Forscher sein? Oder fehlt es vielleicht nur an der richtigen Fragestellung, um auch auf diesem Gebiet unzweideutige Antworten zu erhalten?

Wofür ist die normale Athmung der Menschen und der Thiere vorhanden, unter welchen Bedingungen, innerhalb welcher Grenzen hat sie seit unvordenklichen Zeiten functionirt, bevor die Physiologie alle möglichen und unmöglichen Zumuthungen an dieselbe stellten? So wenig unser Auge für das Starren in ein elektrisches Bogenlicht oder das Sehen mit prismatischen Brillen, so wenig ist unser Athmungsapparat für Gasgemische von 15, 30, 50 Procent Kohlensäure, oder für Athmen von reinem Wasserstoff, für die Existenz unter einer Luftpumpe oder für künstliche Einblasungen irgend welcher Art angepasst. Fast möchten wir sagen, mit roher Hand haben wir durch unsere Erstickungsversuche und Nervendurchschneidungen den Mechanismus der Athmung zerlegt und Vieles daraus gelernt; aber um den Apparat wieder im Geiste zusammensetzen zu können, müssen wir fortan wieder mehr als bisher das feine Spiel der Uhr in seinem ungestörten Gange unter möglichst normalen Bedingungen beobachten. Von diesem Gesichtspunkte aus werden wir dazu geführt, wiederum anzuknüpfen an die exacten und sorgfältigen Untersuchungen, welche Vierordt, der kürzlich verstorbene, so verdienstvolle Forscher, vor nunmehr 40 Jahren über die Athmung des Menschen angestellt hat.

Wenn wir Aufgaben dieser Art heute anders gegenübertreten, als damals, so verdanken wir dies nicht nur dem umfangreichen, der Athmungslehre seither einverleibten Material an Thatsachen, sondern wir haben ausserdem an der Darwin'schen Lehre von der natürlichen Zuchtwahl ein Causalprincip für die Erforschung organischer Einrichtungen gewonnen, welches sich die Physiologie durch keinen Kampf der zoologischen Meinungen wird entreissen lassen. Wie nach Helmholtz (53) der Widerspruch zwischen den optischen Fehlern und der praktischen Vollkommenheit sich löst, sobald wir annehmen, das Organ sei nicht für seine Function geschaffen, sondern durch seine Thätigkeit entstanden, so werden auch die Unklarheiten und Paradoxien unserer Athmungslehre verschwinden und die Thatsachen sich schliesslich zum harmonischen Bilde zusammenfügen, sobald man mit Experiment und Reflexion sich in den Grenzen derjenigen Bedingungen und Anforderungen hält, unter welchen der Athemapparat von jeher functionirte, und welche, unserer Anschauung gemäss, bei seiner Ausbildung mitgewirkt haben.

Von äusseren Bedingungen kommt vor Allem in Betracht der Bereich, innerhalb dessen durch atmosphärische Strömungen und durch Bodenerhebung der Partiärdruck des Sauerstoffs schwankt, während die höchst seltenen Fälle von wesentlich erhöhtem Kohlensäuregehalt der Luft gewiss ausser Betracht fallen. Von inneren Bedingungen ist in erster Linie den Anforderungen energischer Muskelanstrengungen zu genügen, gegenüber welchen die Steigerungen des Gaswechsels durch Verdauung und Resorption, durch Wärmeentziehungen und durch sensible Reize in zweite Linie zurücktreten. Zu den wirksamen inneren Factoren gehören aber auch alle diejenigen Vorkommnisse, welche, im Leben der Species immer wiederkehrend, vorübergehend die Athmung erschweren. So hat vielleicht der Einfluss der Schwangerschaft die Rippenathmung vervollkommnet und sogar die Gefahren, welche der Geburtsact beim Eintritt in das Leben mit sich bringt, mögen einigen Antheil haben an der Ausbildung gewisser auffallend zweckmässiger Erscheinungen, welche der Circulationsapparat bei der Erstickung zeigt.

So berechtigt und nothwendig es ferner war, die Wirkungen des Sauerstoffmangels und der Kohlensäure in gesonderten Versuchen zu prüfen, so giebt es mit Ausnahme der Erhebung auf hohe Berge oder in das Luftmeer keinen bei Thieren häufig und natürlich vorkommenden Fall, in welchem nicht für beide Gase gleichzeitig erhöhte Anforderungen an die Athmung gestellt werden, in einem Verhältniss, welches auf die Dauer dem respiratorischen Quotienten entspricht, das aber vorübergehend davon etwas abweichen kann. Sollte nicht zwischen dem Sauerstoffmangel und der Kohlensäurestauung, deren von einander unabhängige Wirkung man so laut betont, doch noch irgend eine besondere Beziehung vorliegen?

Sowohl einer neuen Maschine, wie auch einem organischen Apparate gegenüber, die auf gleichmässige Leistung regulirt sind, ist die erste Frage: Welches ist der Factor, dessen Constanz oder gleichförmige Periodicität erstrebt wird, und welche Factoren hinwiederum helfen als dienende Glieder diesen regelmässigen Gang erreichen, indem sie ihre Inconstanz den unvermeidlichen inneren und äusseren Störungen compensatorisch anpassen? Beides zusammen kann unmöglich von einem Theile geleistet werden. Sollte es nicht an der Zeit sein, auch gegenüber den beiden Hauptcomponenten des Lungengaswechsels diese Frage etwas schärfer als bisher zu formuliren?

Wenn wir uns erinnern, wie rasch die Einathmung reinen Wasserstoffgases das Leben vernichtet, während eine hohe Kohlensäurespannung, wie sie bei keiner Erstickung erreicht wird, nur langsam, fast schleichend tödtet, so dass auch der so rasch tödtliche Verlauf der Kussmaul-Tenner'schen Hirnanämie auf Sauerstoffmangel beruhen muss, — wenn wir ferner durch die hochwichtigen Untersuchungen von Ehrlich (54) erfahren, dass das Gehirn zu den relativ sauerstoffgesättigtsten Organen gehört, so führt uns dies auf den Gedanken, dass die Athmung sich vielleicht vor Allem gerade das Ziel setzt, dem Gehirn unter allen Umständen ein recht hoch gegriffenes Minimum von Sauerstoffzufuhr zu garantiren, statt für einen Zweck, der durch untergeordnete und ungefährliche Einrichtungen besorgt werden kann, mit dem Messer am Lebensfaden herumzuspielen? Die Kohlensäure hinwiederum eignet sich trefflich, um als Regulator zu dienen, bei ihrer auffallend erregenden Wirkung schon in grosser Verdünnung und bei der Langsamkeit, mit welcher erst ihre excessive Anhäufung das Leben bedroht.

In dieser Hinsicht schien es mir von Interesse, zu untersuchen, wie gross die Empfindlichkeit der normalen Athmung des Menschen gegen Aenderungen der Kohlensäurespannung sei, und zwar prüfte ich, um jeden Einfluss variabler schädlicher Räume und unvollkommener Mischung der Luftschichten zu eliminiren, direct die Alveolenluft, indem ich dieselbe in dem Augenblicke sammelte, wo ein begrenztes Volumen Athemluft durch die Ein- und Ausathmung gerade so weit verschlechtert war, dass die graphisch verzeichnete Athemcurve die ersten vertieften Athemzüge anzeigte. Die Athmung erfolgte bei verschlossener Nasenöffnung durch ein gut schliessendes Mundstück in einen geschlossenen Kasten von etwa 25 Liter; der letztere communicirte, nach Art des Aëroplethysmographen von Gad, mit einem gewöhnlichen sehr gut aequilibrirten und leicht gehenden Spirometer, dessen Glocke eine Schreibspitze trug. Der Widerstand war subjectiv gar nicht oder kaum eben zu bemerken, ein Wassermanometer am Mundstück zeigte Druckschwankungen von 3—5 mm bei mässig verstärkter, fast gar keinen Ausschlag bei sehr ruhiger Athmung. Der Kasten enthielt entweder reine, oder mit 1—$1^1/_2{}^0/_0$ Kohlensäure versetzte oder mit letzterer unter Zusatz von einigen Volumprocenten Sauerstoff gemengte Luft; um den Einfluss der Psyche zu eliminiren, waren zwei ganz identische Apparate dieser Art mit dem Mundstück verbunden und konnten durch einen Hahn verwechselt werden, während bei einer dritten Stellung des Hahns freie Luft geathmet wurde. Die Anordnung der Versuche geschah in der Weise, dass die Versuchsperson nicht wusste, ob sie reine, oder kohlensäurehaltige Luft inspirirte, ob sie nach einer Zwischenpause mit freier Luft nachher wieder in einen frischen oder einen schon gebrauchten Kasten athmete. In der That traten die ersten vertieften Athemzüge in diesen verschiedenen

Fällen, der Versuchsperson oft kaum bewusst, nach sehr verschiedener Zeit auf, und zwar ganz vorwiegend, oft ausschliesslich als Verstärkung der Inspiration; erst bei bedeutend höherem Kohlensäuregehalt fühlte man etwas Anspannung von Bauchmuskeln. Um die Luftprobe zu gewinnen, wurde, unter steter Controle der Athemcurve, in der letzten Phase einer solchen vertieften Exspiration, die bereits mindestens 400 ccm Luft betragen hatte, plötzlich der Kasten abgeschlossen und der Hahn eines mit dem Mundstück ohne jeden schädlichen Raum verbundenen, in der Wanne stehenden Bunsen'schen Quecksilbergasometers geöffnet. Dabei wurde etwa eine Secunde lang unter Erhaltung positiven Druckes noch weiter in denselben exspirirt (also Reserveluft). Die Gasanalysen wurden, nach Bunsen, in langen Absorptionsrohren, ausnahmslos doppelt ausgeführt.

Ich behalte mir vor, die Einzelheiten dieser und anderer Versuche über den Gaswechsel in der menschlichen Lunge an anderer Stelle ausführlich zu schildern. Uns interessirt zunächst hier das Ergebniss, dass fast in allen Fällen, wo die Luftprobe wirklich nach den ersten 2—3 verstärkten Inspirationen entnommen wurde, die analysirte Lungenluft zwischen 6·0 und 6·4 % Kohlensäure (trocken berechnet) enthielt, auch dann, wenn der Sauerstoffgehalt mehrere Procent höher war, als in gewöhnlicher Exspirationsluft. Die erhaltenen CO_2-Ziffern sind aber jedenfalls noch zu hoch; denn der Sicherheit wegen wurden 2—3 verstärkte Athemzüge abgewartet. Falls wir die Wirkungen für centrale halten müssen — einstweilen bleibt uns nichts anderes übrig —, so hat sich auch, während das Blut zum Gehirn strömte, die Luft noch weiter verschlechtern können. Wenn es gelingt, den so geringen Widerstand noch vollends wegzuschaffen, so enthüllt sich uns vielleicht erst das feinste Spiel des Athemapparates, worin der Kohlensäurereiz als wahre Mikrometerschraube den Grad der Athemthätigkeit einstellt und gegenüber welchem der von uns zur Luftanalyse gewählte Moment schon als eine ziemlich grobe Dyspnoe gelten muss.

Ueberlassen wir die genauere Feststellung der Decimalstellen späteren Mittheilungen und vergleichen wir damit die Zusammensetzung der Alveolenluft bei ruhigem Athmen, für welche ich ausser einer Durchschnittsziffer von Vierordt 5.43 % (55) noch zwei nach eigener Methode angestellte Einzelanalysen besitze, welche 5·35 und 5.28 % ergaben, so gelangen wir zum Ergebniss, dass bereits eine ziemlich grobe dyspnoische Verstärkung der Athemzüge sichtbar wird, wenn der Kohlensäuregehalt der Lungenluft um erheblich weniger als 1 % steigt; das ganze feinere ruhige Spiel der Anpassungen an leichtere Stoffwechseländerungen, je nach Temperatur-Nahrungsaufnahme u. s. w. läuft sehr wahrscheinlich innerhalb einiger Zehntelprocente Kohlensäureschwankung ab. Wenn die Aenderungen des Sauerstoffgehaltes an Feinheit der Wirkung damit concurriren sollten, so müssten schon mit den Witterungsschwankungen des Barometerstandes unsere Athmungsbewegungen merklich sich ändern, vom Ersteigen auch nur mässiger Höhen gar nicht zu reden.

Es ist hier der Ort, es auszusprechen, dass wir über die seit Marshall Hall und Traube so vielfach vermutheten und niemals bewiesenen inspiratorischen Vaguserregungen durch normale Kohlensäurespannungen trotz Knoll's Kritik gegen Berns die Acten immer noch nicht als geschlossen erachten; ein fein eingestellter schwacher Reiz, der doch fühlbar in das zarte Wechselspiel der erregenden, hemmenden Kräfte eingreift, kann unseren bisherigen groben Versuchen ganz wohl entgangen sein. Wie so vielen Forschern über Athembewegungen, so will es auch uns widerstreben, irgend eine Theorie der normalen Athmung als vollständig und fertig anzuerkennen, in welcher neben dem hemmenden und exspiratorischen nicht auch der inspiratorische Vagusreflex seine nothwendige Stelle einnimmt.

Man hat sehr viel Gewicht der Frage beigelegt, ob und unter welchen Umständen sich das Blut in der Lunge mit Sauerstoff völlig sättige, und sicherlich ist der, im Gegensatz zu Paul Bert, durch Fränkel und Geppert geführte Nachweis, dass noch bei 42^{cm} Luftdruck das Arterienblut normalen Gasgehalt besitzen kann, von grösster Wichtigkeit, und im Einklang mit den Angaben von W. Müller (1858) und allen späteren Autoren über Athmen in sauerstoffarmer Luft. Der Ueberschuss der Sauerstofftension der Lungenluft über die Dissociationsspannung des Oxyhämoglobins ist der schützende Wall, welcher Menschen und Thiere innerhalb weiter Grenzen vor den Folgen der Schwankungen des Luftdruckes bewahrt. So wenig ich indess die Angaben von Herter über die hohe Sauerstoffspannung des Arterienblutes normal athmender Hunde beanstande, so sind jedoch nach gewiss exacten Versuchen in Pflüger's Laboratorium merklich weniger vollständige, unter sich ziemlich abweichende Sättigungsgrade gefunden worden (56), von den Analysen P. Bert's und anderer gar nicht zu reden. Andererseits hat man auf die Steigerung der Sauerstoffmenge Werth gelegt und namentlich auf die Sauerstoffspannung im Zustand der Apnoe und auf die Wirkung derselben im Gehirn.

Dem gegenüber muss ich betonen, dass es viel wichtiger wäre, zu wissen, wie das Blut aus dem Gehirn abfliesst, als ob es mit 0·1, oder 0·9 oder selbst mit $2^0/_0$ Sauerstoff mehr hinein kommt. Das bischen Sauerstoff, welches etwa physikalisch absorbirt sein könnte, geht mit der ersten Spur vom Consum verloren und mit ihm stürzt das ganze Kartenhaus von hoher Sauerstoffspannung. Für die Sauerstofftension in der Nähe der Nervenzellen ist vielmehr maassgebend eine Art Mittelwerth aus sämmtlichen Spannungen aller zunächst benachbarten Blutbahnen, innerhalb welcher von den Arterien zu den Venen mit dem Sättigungsgrad auch die Sauerstoffspannung abnimmt. Wegen der grösseren Oberfläche der venösen Strombahn wird aber diese den respirirenden Zellen zu Gute kommende Spannung viel mehr vom Venenblut, als von der Beschaffenheit des Arterienblutes abhängen. Gerade dasjenige Blut, welches wegen langsamen Strömens durch die Lunge sich mit Sauerstoff nicht nur chemisch, sondern sogar physikalisch fast sättigen konnte, wird das Gehirn sauerstoffärmer machen; wenn aber das Herz sein Blut so rasch durch die Lunge jagt, dass es der Eile wegen um 1—2 Volum $^0/_0$ zu wenig Sauerstoff bekommt, wird das Gehirn in einer Fülle von Lebensluft schwelgen. Hätten wie bequeme und scharfe Methoden, um auch den kleinsten Variationen dieser an sich kleinen Sättigungsdifferenz nachzugehen, so wäre ein vorzügliches Mittel gefunden, um gewisse Aenderungen der Geschwindigkeit des Gesammtkreislaufs zu verfolgen. Von diesem Standpunkt aus, dass die Kreislaufgeschwindigkeit alle diese Verhältnisse beherrsche, dürfen wir schliesslich auch zugeben, dass das Blut eines Engadiners vielleicht gelegentlich ein wenig mehr hinter der Sättigung zurückbleibt, als das eines Thalbewohners bei derselben flüchtigen Steigerung der Herzarbeit, ohne dass dies irgend etwas zu bedeuten hat.

Dennoch kommen gewiss Zustände von Sauerstoffmangel im Gehirn auch bei gesunden Menschen vor; der Schwindel, die ohnmachtähnliche Erschöpfung nach sehr forcirten Muskelanstrengungen, wie auch das mal de montagne, gehören gewiss hierher; sie sind, wie jetzt fast allgemein zugegeben wird, Symptome von Erschöpfung des Herzens, welches seinen Dienst versagt und der Ruhe bedarf, und haben mit der Sauerstoffspannung in der Lunge, ausgenommen auf sehr hohen Bergen, nichts zu thun.

Allerdings giebt es ja nach W. Müller (58), Dohmen, P. Bert, Friedländer, Herter auch eine Dyspnoe durch Sauerstoffmangel, welche eintreten wird, sobald eine irgendwie unvollkommene Sättigung des Hämoglobin nicht durch vermehrte Kreislaufgeschwindigkeit compensirt wird. Wenn wir es seiner Zeit als sicher festgestellt bezeichnet haben, dass diese Dyspnoe eine selbständige Erscheinung ist, so soll damit die Möglichkeit, ja sogar Wahrscheinlichkeit nicht geleugnet werden, dass eine tiefere Verwandtschaft beider Wirkungen besteht, dass vielleicht unverbrannt bleibende CO-OH-Gruppen der Protoplasmamolecüle oder vielleicht sogar besondere fertig gebildete Säuren nach Analogie der CO_2 erregend wirken. Aber wie mangelhaft, wie ungenügend abgestuft ist diese Selbsthülfe des Sauerstoffmangels und wie bald folgen auf die ersten Reizungserscheinungen schon die Vorboten des Todes! Die Einwirkung des Sauerstoffmangels auf das Gehirn, als Folge von Circulationsstörungen allgemeiner oder lokaler Natur, spielt sicherlich in der Pathologie eine grosse und unheilbringende Rolle, und die Kussmaul-Tenner'schen Versuche zeigen, dass es dabei auch zur Erregung verstärkter Athembewegungen kommen kann. Wo aber unter normalen Bedingungen, durch plötzliche Steigerung des Sauerstoffverbrauchs, die Gefahr eines zu raschen Consums in der Lunge vorliegen könnte, ist die oben erwähnte Steigerung der Herzarbeit und Stromgeschwindigkeit immer vorhanden und kehrt die gefürchtete Wirkung auf das Gehirn sogar meist in das Gegentheil um; so bei Muskelarbeit und bei starken sensiblen Erregungen.

Sobald irgend eine grössere Muskelgruppe in Thätigkeit geräth und ihr erstes dunkleres Venenblut in die Lunge gelangt, bevor noch den Blutkörperchen das Mindeste an Sättigung abgebrochen wird, ist schon die Kohlensäure geschäftig wirksam, und schon ihre erste Vorhut bereitet für die später ankommenden grösseren Massen dyspnoisch verstärkte Athemzüge vor; diese wiederum, mechanisch, und vielleicht noch auf anderen Wegen, wirken auf die Organe des Kreislaufs; noch mehr aber wirkt die Muskelbewegung selbst auf die Füllung des Herzens, und der keuchende Ferien-Bergsteiger aus der Stadt ahnt wohl nicht, dass er gerade jetzt beschäftigt ist, sein müdes Gehirn mit Sauerstoff auszuspülen und die wohlthätige Lebensluft in die von der Blutbahn abgelegensten Winkel zu senden, wo noch Nervenzellen im Zustand halber Erstickung kränkeln.

So breitet die Kohlensäure ihre schützenden Fittige über das Sauerstoffbedürfniss des Körpers aus; namentlich sorgt sie für das Gehirn, das beim Warmblüter aus unbekannten Gründen keinen Augenblick der Lebensluft entbehren kann, während Haut und Muskeln halbe Stunden lang die Ischämie der Esmarch'schen Binde ertragen. Vieles ist noch zu thun für das Studium der besonderen vasomotorischen Einrichtungen, welche offenbar in gesetzmässiger Abstufung durch die verschiedenen Grade der Kohlensäurespannung im Gang gebracht werden.

Für die Sicherheit und Feinheit, mit welche der Kohlsäurereiz seine Aufgabe erfüllt, ist es ferner gerade vortheilhaft, dass die Lunge nicht zu gut functionirt und dass das Arterienblut schon normal in das Athemcentrum mit einer ziemlich bedeutenden Kohlesäurespannung einströmt, deren Aenderung durch den Stoffwechsel des Gehirns selbst vielleicht relativ sehr gering ist. Vielleicht liegt eine nur geringe Kohlensäurebildung sogar von Natur im Chemismus der Nervensubstanz. Sollte sich die erstgenannte Voraussetzung bestätigen, so wäre darin, ganz im Gegensatz zum Sauerstoff, eine relative Unabhängigkeit des Athemreizes von dem Blutstrom im Gehirn gegeben und es wäre innerhalb gewisser Grenzen annähernd exact der Athemreiz auf die CO_2-spannung des arteriellen Blutes, ohne Rücksicht auf die Kohlensäuremenge resp. Blutmenge eingestellt. So leicht die Athembewegungen psychisch und reflectorisch zu beeinflussen sind, für ein Abhängigkeitsverhältniss, nach welchem jede kleine Schwankung der Herzarbeit und des Hirnblutlaufes sofort sich in den Athemcurven spiegeln müsste, ist die normale Athmung, wie mir scheint, viel zu regelmässig; ich halte eine Einrichtung, wie die oben geschilderte, für sehr wahrscheinlich; doch bedarf dieser Gesichtspunkt noch näherer Prüfung.

Auch die Kohlensäure ist ein Gift und es muss für ihre Entfernung gesorgt sein. Aber selbst bei gehemmter Athmung oder bei der übertriebensten Steigerung der Production drängt sie sich mit ihren Ansprüchen nicht zu sehr in den Vordergrund; sobald, bei übertriebener Muskelanstrengung, Blut mit höherer Kohlensäurespannung als sonst in's Aortensystem gelangt, beginnt die Retrodiffusion in die Säfte und Gewebe und während die CO_2-Spannung in der Lunge sich in mässigen Grenzen hält, vertheilen sich Massen von Kohlensäure im Gesammtkörper, aus welchem sie bei wiederkehrender Ruhe langsam in das Blut zurücktreten und diese ganze Zeit hindurch, als Nachwirkung der Muskelaction, die verstärkte Athmung unterhalten.

Aber auch dann lässt die Kohlensäure den Organismus nicht im Stich, wenn die ernste Stunde der Gefahr eintritt, und sei es unter der Geburt, sei es im späteren Leben die Erstickung droht. Hier gilt es, mit dem kleinen Vorrath von Sauerstoff, im Blute oder beim Geborenen auch in der Lungenluft, zu haushalten und vor Allem dasjenige Organ zu versorgen, welches — mittelst der Athmungs- und Gefässnervencentra — das Leben beherrscht und das seinerseits der Lebensluft, wenn auch vielleicht in bescheidener Menge, doch in jedem Augenblicke bedarf.

Hier treten nun jene merkwürdig vertheilten Erregungen verschiedener vasomotorischer Centra auf, vermöge deren die Hautgefässe sich erweitern, während die Arterien der Abdominalorgane sich so sehr verengern, dass trotz jener Erweiterung der arterielle Blutdruck steigt, bis er durch eine gleichfalls dyspnoische Vagusreizung gemässigt wird. Diese Aenderung der Blutvertheilung geschieht nicht umsonst. Es giebt sauerstoffgierige Gefässbezirke, wie der doppelte Portalkreislauf, vor Allem die so energisch reducirende Leber (Ehrlich), deren Chemismus dem zügelnden Einfluss des Nervensystems viel weniger unterworfen ist und die das durchfliessende Blut an Sauerstoff gehörig brandschatzen. Denn der Satz, dass der Gaswechsel eines Organs nur von der Erregung und Function abhängig, vom Blutstrom dagegen in weiten Grenzen ziemlich unabhängig sei, gilt für den lebenskräftigen Muskel und gewiss auch für das Nervensystem; für andere Organe fehlt es dafür durchaus an Beweisen. Im Gegentheil ist die von Zuntz beobachtete Steigerung des Gasaustausches bei Kaninchen nach Darreichung von grossen Dosen Glaubersalz gewiss am einfachsten so zu deuten, dass der Reiz des Ingestum eine Hyperämie des Darms und einen stärkeren Blutstrom durch die sauerstoffgierige Leber erzeugt und dabei ist kaum von „Arbeit des Darmkanals und seiner Drüsen“ zu sprechen.

Daneben giebt es genügsame Bezirke wie die Haut, aus welchen das Blut, überwiegend den Zwecken der Wärmeregulirung dienend, wohl den grössten Theil seines Sauerstoffs wieder ins Herz zurückbringen wird. Je mehr Blut durch die Haut fliesst, desto mehr Sauerstoff ist für diesmal gespart und kann im nächsten Blutumlauf noch dem Gehirn zugeführt werden; daher die wohlthätige Wirkung des warmen Bades, welches hellrothes Venenblut erzeugt (59) bei drohender Asphyxie. Leber und Darm, mit Rücksicht auf die Resorption überreich vascularisirt und an grosse Schwankungen gewöhnt, sowie das Pankreas, ohnehin im unthätigen Zustand ziemlich abgesperrt und blutleer, werden sich schon eine Weile mit reduzirter Blutzufuhr behelfen können.

Wem nicht Alles trügt, so liegt in der Ersparung von Sauerstoff für das Gehirn das teleologische Princip für diese vasomotorischen Erstickungserscheinungen. Ein zweites ersparendes Moment tritt ferner auf, wenn die Erstickung, bei ansehnlichem Luftvorrath in der Lunge, langsam erfolgt; alsdann erreicht durch Retrodiffusion die Kohlensäure in den Nervencentra eine Spannung, bei der sie ihre narkotische Wirkung entfaltet, wodurch nach Raoult's (60) Versuchen der Stoffwechsel und Sauerstoffverbrauch derjenigen Organe, die unter directem Nerveneinfluss stehen, ganz bedeutend sinkt, auch die Nervencentra zu minimen Leistungen, und damit zu minimen Ansprüchen an Sauerstoff herabgestimmt werden. So bietet die Kohlensäure Alles auf, soviel in ihren Kräften steht, damit so lange als möglich der letzte Funke weiter glimme, welchen ein rettender Hauch wieder zu vollem Leben anfachen kann.

Litteratur.

1) Gierke, Pflüger's *Archiv* u. s. w. Bd. VII. S. 538. Rokitansky, *Wiener medicinische Jahrbücher.* 1874. S. 30. Schroff, *Ebenda.* 1875. S. 319. Langendorff und Nitschmann, *Archiv für Physiologie* von du Bois-Reymond. 1880. S. 518. Kronecker und Marckwald, *ebenda.* 1879. S. 593. Frédéricq, *ebenda.* 1883. Suppl.-Bd. S. 51.

2) Schwartz, *Die vorzeitigen Athembewegungen.* Leipzig 1858.

3) J. Rosenthal, *Die Athembewegungen und ihre Beziehungen zum N. vagus.* Berlin 1862. S. 2 ff.

4) Vierordt, Wagner's *Handwörterbuch.* Bd. II. S. 912.

5) Traube, *Gesammelte Beiträge zur Pathologie und Physiologie.* Bd. I. S. 282 und 452. — Diss. Marcuse, *De suffoc. imminentis causis.* Berolini 1858. — *Allgemeine medicinische Centralzeitung.* Mai 1868.

6) Rosenthal, a. .a O. S. 3.

7) Dohmen, Pflüger's *Untersuchungen aus dem physiologischen Laboratorium zu Bonn.* Berlin 1865. S. 83.

8) P. Bert, *La pression barométrique.* 1878.

9) Friedländer-Herter, *Zeitschrift für physiologise Chemie.* Bd. I*s' Sei-Bd. 99 185I.

10) Rosenthal, in Hermann's *Handbuch der Phgsiologie.* Bd. IV. Hft. 2. S. 265.

· 11) Rosenthal, *Athembewegungen.* S. 158. — *Archiv für Anatomie und Physiologie.* 1870. S. 423.

12) Pflüger's *Archiv* u. s. w. Bd. I. S. 61.

13) Thiry in *Recueil des travaux de la société médicale allemande.* Paris 1865. S. 59.

14) Rosenthal, Studien über Athembewegungen. II. *Archiv für Anatomie, Physiologie und wissenschaftliche Medicin.* 1865. S. 191.

16) *Athembewegungen..* S. 132. — *Archiv für Physiologie.* 1881. S. 61.

17) Burkart, Pflüger's *Archiv* u. s. w. Bd. I. S. 107.

18) Langendorff, *Mittheilungen aus dem königsberger physiologischen Laboratorium* von Wittich. S. 33. — *Archiv für Physiologie.* 1879. Suppl.-Bd. S. 48. — Knoll, *Sitzungsberichte der königl. Akademie.* Bd. LXXXVI. III. — Gad, du Bois-Reymond's *Archiv für Physiologie.* 1881. S. 538.

19) Knoll, *ebenda,* Bd. LXVIII. III.

20) *Ebenda.* 1868.

21) Guttmann, *Archiv für Anatomie, Physiologie und wissenschaftliche Medicin.* 1875. S. 502. — Lockenberg, *Arbeiten aus dem Würzburger physiologischen Laboratorium* von Fick. Lfg. II. S. 199. — Gad, du Bois-Reymond's *Archiv für Physiologie.* 1880. S. 23.

22) Rosenthal, *Athembewegungen.* S. 93. — du Bois-Reymond's *Archiv für Physiologie.* 1880. Suppl.-Bd. S. 45.

23) Gad, du Bois-Reymond's *Archiv für Physiologie.* 1880. S. 15.

24) Thiry, *ebenda.* S. 59.

25) P. Hering, *Zusammensetzung der Blutgase während der Apnoe.* Dissertation. Dorpat 1867.

26) Pflüger's *Archiv* u. s. w. Bd. VII. S. 575.

27) *Archiv für Physiologie.* 1879. S. 238.

28) Pflüger's *Archiv* u. s. w. Bd. I. S. 100.

29) *Ebenda.* S. 101.

30) *Ebenda.* Bd. XVI. S. 7 und 38.

31) A. a. O. S. 577.

32) *Ebenda.* Bd. XIV. S. 6.

33) *Ebenda.* S. 38.

34) Berns, *Over den invloed van verschillende Gassoorten op de Ademhaling.* Leiden 1869.

35) *Archiv für Anatomie und Physiologie.* 1869. S. 236.

36) Frédéricq, *Archiv für Physiologie.* 1883. Suppl.-Bd. S. 65.

37) *Sitzungsberichte der Akademie.* 1870. Bd. LXII.

38) Pflüger's *Archiv* u. s. w. S. 379. — 38*) Rosenbach, *Studien über den hinteren Vagus.* Berlin 1877. S. 131.

39) *Comptes rendus.* 1871. p. 135.

40) *Archiv für Anatomie, Physiologie und wissenschaftl. Medicin.* 1873. p. 366.

41) *Sitzungsberichte der königl. Akademie.* Bd. LXXXV. III (S.-A. S. 14). — 41*) *Archives de physiologie normale et pathologie.* 1872. p. 204.

42) *Zeitschrift für physiologische Chemie.* Bd. III. S. 105.

43) *Ebenda.* S. 98.

44) Gad, *Ueber Apnoe.* Würzburg 1880. — *Archiv für Physiologie.* 1880. S. 28. — Frédéricq, *Sur la theorie de l'innervation respiratoire.* Bruxelles 1870. (Akad.) S. 17. — Knoll, *Sitzungsberichte der königl. Akademie.* Bd. LXXXVI. III. (S.-A.: Ueber Apnoe.)

45) *Apnoe.* S. 12. — 45*) *Biologisches Centralblatt.* 1881. S. 743.

46) *Archiv für experimentelle Pathologie.* Bd. VII. S. 1.

47) A. a. O. S. 71.

48) Artikel „Athembewegungen" in Hermann's *Handbuch der Physiologie.* Bd. IV. 2. Abth. S. 261 ff.

49) *Archiv für Anatomie und Physiologie.* 1866. S. 65.

50) *Zeitschrift für physiologische Chemie.* Bd. II. S. 123.

51) A. a. O. 29 u. 56.

52) Fränkel und Geppert, *Ueber die Wirkungen der verdünnten Luft.* Berlin 1883. S. 47.

53) Helmholtz, *Populär-wissenschaftliche Vorträge.* Hft. II. Aufl. II. S. 28.

54) Ehrlich, *Das Sauerstoffbedürfniss des Organismus.* Berlin 1885.

55) Vierordt, *Physiologie des Athmens.* S. 135.

56) Pflüger's *Archiv* u. s. w. Bd. I. S. 73. Bd. XIV. S. 6.

57) *Ebenda.* Bd. VII. S. 577.

58) W. Müller, Beiträge zur Theorie der Respiration. *Sitzungsberichte der königl. Akademie.* 1858. Bd. XXXIII. S. 99.

59) Pflüger's *Archiv* u. s. w. Bd. XIV. S. 70. Zuntz, *Ebenda.* Bd. XV. S. 636.

60) Raoult, *Comptes rendus.*

Fig.1.

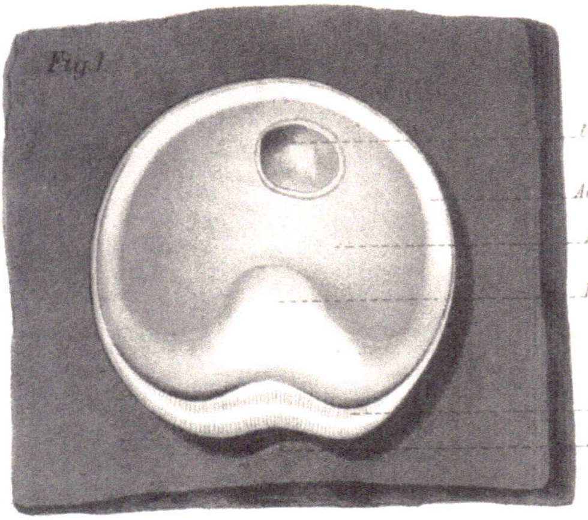

Fig.2.

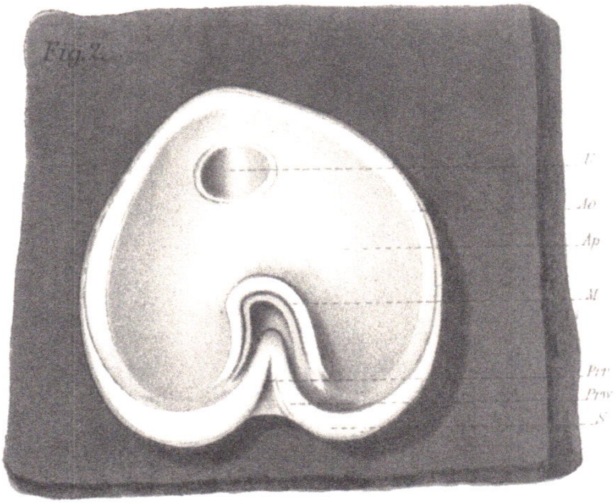

Fig.3.

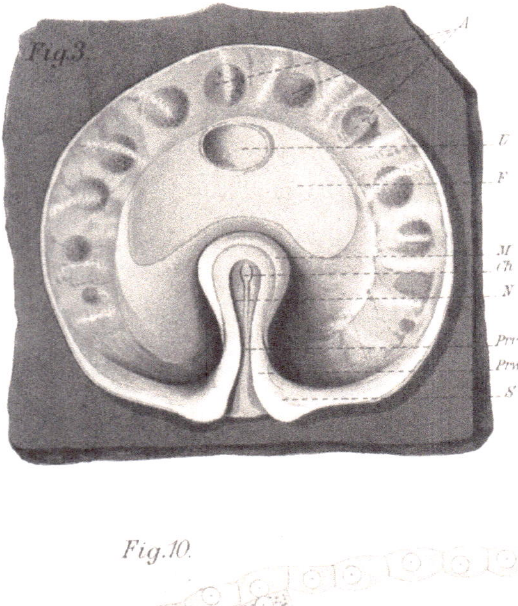

Fig.5.

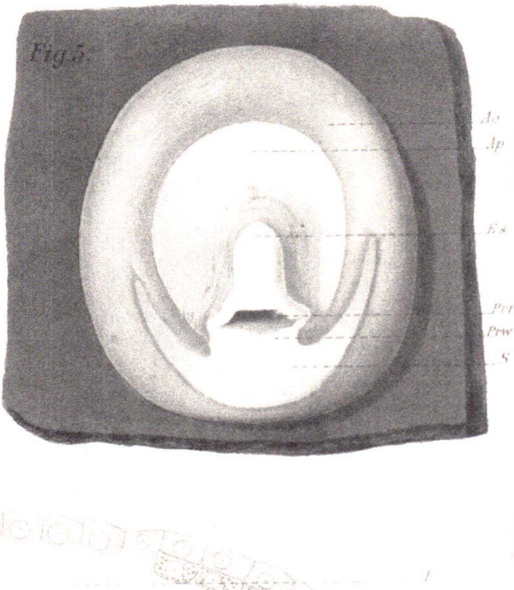

Fig.10.

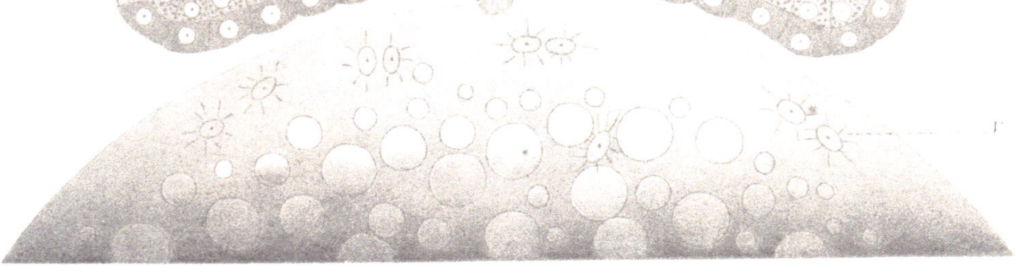

Verlag

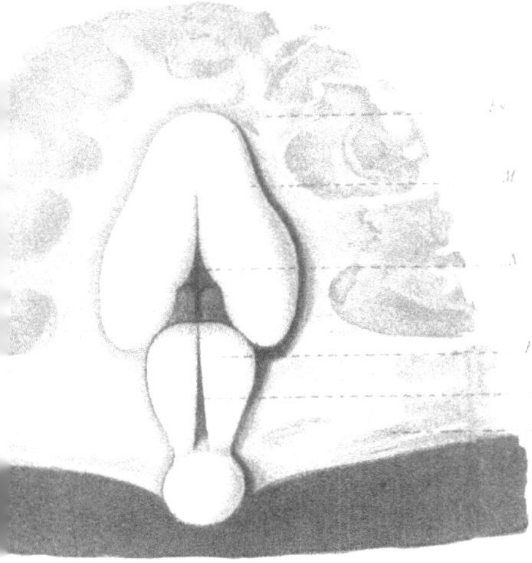

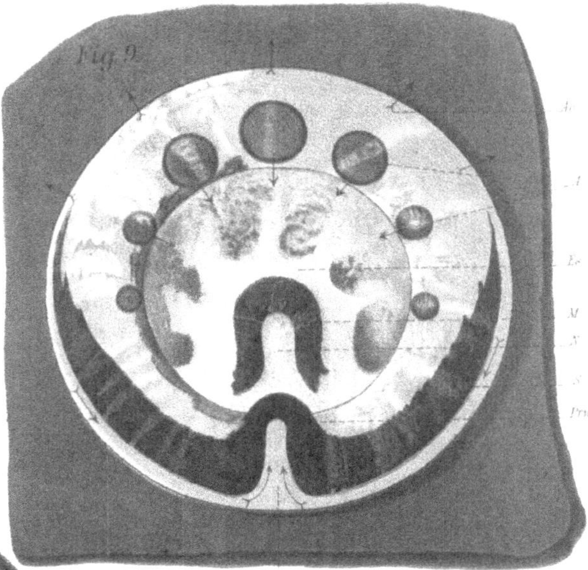

Fig. 9.

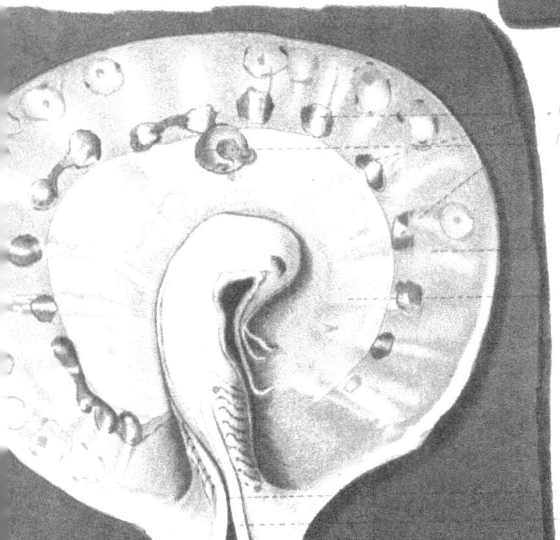

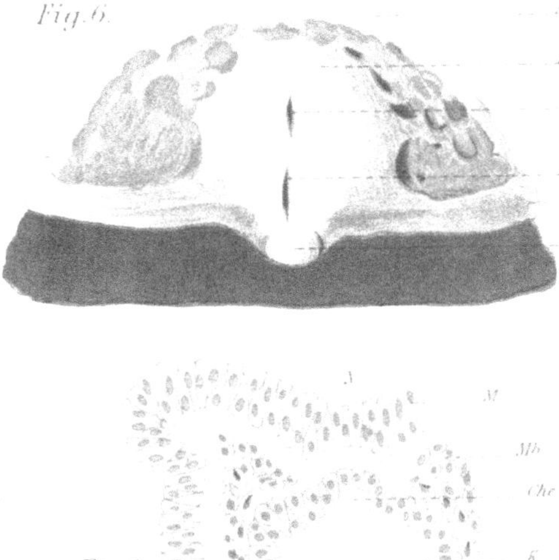

Fig. 6.

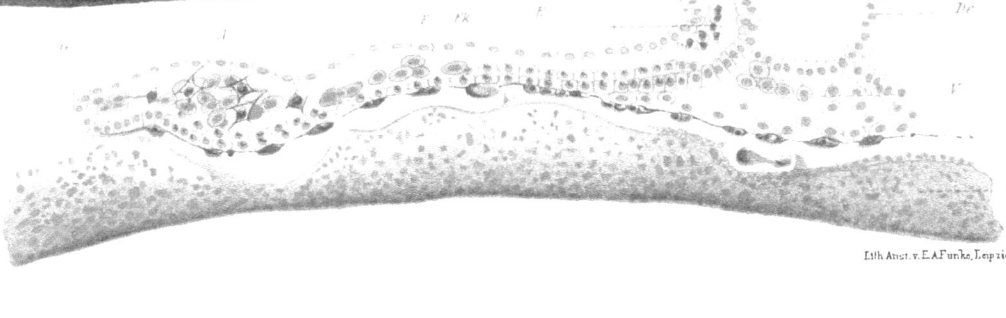

Fig 8.

Lith Anst. v. E. A. Funke, Leipzig.

eipzig.

Druck von Metzger & Wittig in Leipzig.

FSC
www.fsc.org
MIX
Papier | Fördert
gute Waldnutzung
FSC® C083411

Kolibri 360 GmbH
Ferdinand-Jühlke-Straße 7
99095 Erfurt, Deutschland
produktsicherheit@kolibri360.de